100 살 건강한 뇌의 비결

뇌 의사들의 100 가지 두뇌 건강법

100 살 건강한 뇌의 비결

뇌 의사들의 100 가지 두뇌 건강법

개인의 노력이 중요하다

100살 장수長壽시대가 엄연한 현실로 우리 코앞에 다가왔습니다. 인류의 오랜 열망인 100살 장수는 이전에 우리가 누릴 수 없었던 풍요로운 삶을 가능하게 합니다. 이런 삶의 풍요로움은 과거에는 상상조차 할 수 없었을 정도로 역사상 혁명적인 사건입니다. 훗날 역사가들은 100살 장수시대를 이전 시대와는 모든 면에서 구분되는, 전적으로 새로운 시대로 규정할지도 모릅니다.

그러나 이런 풍요로움은 저절로 얻어지는 것이 결코 아닙니다. '준비 안 된' 100살 장수는 오히려 비극이 될 수 있습니다. 지구촌 곳곳에서 무수한 사람들이 갑자기 늘어난 삶을 주체하지 못해 열병熱病을 앓고 있는 것이 현실입니다. 많은 국가들이 인구 고령화高齡化 때문에 정치, 경제, 사회, 문화적으로 혼란과 갈등에 빠져 허우적거리고 있습니다. 심지어 "100살 장수는 재앙"이라는 말까지 나오고 있는 실정입니다.

그만큼 100살 장수시대는 철저한 많은 준비를 요구합니다. 특히 개인은 노후자금 마련, 직업과 경력 관리, 생활방식의 변화, 대

인관계의 다변화, 가치관의 재정립 등 숱한 과제를 안고 있습니다. 그 중에서 빼놓을 수 없는 것 중의 하나가 건강관리입니다. 건강하지 못한, 혹은 아픈 몸으로 100년이라는 긴 세월을 보내는 것은 고통일 뿐입니다.

100살 장수시대의 건강을 위해 필수적인 것 중 하나는 두뇌관리입니다. 두뇌가 우리 몸에서 가장 중요한 장기臟器라는 것은 새삼 두말할 나위가 없을 것입니다. 그런데 늘어난 긴 인생은 두뇌의 중요성을 배가倍加합니다. 고령화 시대에 뇌가 망가져, 뇌의 기능이 떨어져 고생하는 사람들의 수는 급증하고 있습니다.

대표적인 것이 기억력 문제입니다. 기억력이 쇠퇴해, 궁극적으로는 기억이 완전히 사라져 버리는 것입니다. 기억의 상실, 그것은 마음의 상실을 의미합니다. 한 마디로, 정신능력이 완전히 사라져 버린 '백치白痴인간'을 말합니다. 내 자신이, 내 가족이 이런 백치인간이 된다면, 과연 우리는 그것을 잘 감내할 수 있을까요?

이 같은 심각한 현실을 감안해 한국정부는 2012년 2월 치매관리법을 시행합니다. 한국의 치매환자 수는 2008년 42만 1,000명에서 2011년 8월 기준 49만 5,000명으로 빠르게 늘고 있습니다. 빠른 고령화로 그 수는 2020년에는 75만 명으로 늘어나고, 2030년에는 113만 5,000명으로 100만 명을 돌파하며, 2050년에는 212만 7,000명에 달할 것으로 전망됩니다. 이런 현상은 전 세계적인 공통 현상입니다.

위협받고 있는 인간의 '마음'을 지키기 위해 전세계 의학자들이 전력투구하고 있습니다. 지구촌 곳곳의 의료기관과 연구실에서 기억력의 보존·향상을 위한, 숨 막히는 전투가 계속되고 있습니다. 이런 노력에 힘입어 최근 수년간 의미 있는 연구결과들이 태산처럼 증가하고 있습니다.

이에 즈음해 저명한 건강전문 원로元老언론인이자, 뉴욕타임스 베스트셀러의 저자인 진 카퍼가 나섰습니다. 전직 CNN 최고참 의학전문기자로 이제 80세에 접어드는 카퍼는 개인적으로 알츠하이머병 위험을 3배로 가중시키는 유전자를 타고 났습니다. 이런 개인사정 때문에 카퍼는 노화성 기억력 쇠퇴와 알츠하이머병의 예방에 지대한 관심을 쏟아왔습니다. 카퍼는 그것을 예방·극복하기 위한, 과학적 근거가 있는 100가지 방법을 수집해 한 권의 책으로 펴내겠다고 생각했습니다.

이 100가지를 찾기 위해 카퍼는 10여 년에 걸쳐 전세계적으로 권위 있는 의학적 연구결과들을 무수히 수집하고 검토했습니다. 그리고 세계 최고 뇌 전문 의사(의학자)들을 끊임없이 인터뷰했습니다. 결국 카퍼는 100가지 방법을 찾아냈습니다. 이에는 우리가 상식적으로 아는 내용도 일부 포함돼 있습니다. 그러나 이 모든 방법은 세계 최고 뇌 전문 의사(의학자)들이 인류에게 주는 진심어린 충고입니다. 단지 카퍼의 펜을 빌렸을 뿐입니다.

어떻게 하면 100살까지 건강한 뇌를 만들 수 있을까? 이 질문에 대한 세계 최고 뇌 의사(의학자)들의 100가지 충고를 이 책은 담고 있습니다. 따라서 100가지 방법 하나하나가 기억력 쇠퇴와 알츠하이머병을 예방하는 데 정말로 효과적인 방법임에 틀림이 없을 것입니다. 이 모두가 우리 국민건강 증진에도 큰 도움이 될 것으로 기대합니다.

　제 개인적으로 이 책이 주는 가장 중요한 메시지는, 기억력 쇠퇴와 치매는 개인적 노력을 통해 상당부분 예방할 수 있다는 것입니다. 이들 질환은 다른 성인병과 마찬가지로 생활습관들 중 일부를 원인으로 공유한다고 합니다. 예를 들면 비만, 높은 LDL 콜레스테롤, 고혈압, 육체적 무기력 같은 것들입니다. 이런 사실에 최근 뇌 의학자들은 많이 놀라고 있다고 합니다. 따라서 우리가 건강한 생활습관을 잘 지키기만 해도 이들 질환을 상당 부분 피할 수 있을 것입니다.

　부디 국민 모두가 이 책에 제시된 100 가지 방법을 일부라도 실천해, 100 살까지 건강한 뇌를 향유하시기를 간절히 기원합니다.

행복포럼 발행인 김창기

목 차

치료법을 기다리는 동안 무엇을 할 것인가

재미있는 말이 있다. "잃어버린 모든 것 중에서, 마음이 가장 아깝다." 어떤 이유 때문에 이 말은 항상 나를 약간 불안하게 했다. 최근에는 그 어느 때보다 더 나를 불안하게 만든다. 나는 아주 우연히 수년 전 콜레스테롤 체크 혈액검사에서, 알츠하이머병에 매우 취약한 유전자를 가졌다는 사실을 알았다. 두 여동생도 마찬가지였다. ApoE4 라는 그 유전자는 미국인의 약 25%가 가지고 있다. 그것은 비록 알츠하이머병과 연관된 유일한 유전자는 아니지만, 지금까지 발견된 것들 중에서는 가장 강력한 것이다.

물론 그것은 나 또는 다른 사람이 유전적으로 알츠하이머병에 걸릴 '운명'이라는 의미는 아니다. 그러나 이 작은 시한폭탄을 물려받았다는 사실을 알게 됨에 따라, 나는 늙어가는 내 두뇌를 위협하는 이것을 무력화하는 데 지대한 관심을 쏟게 되었다. 이미 이 시한폭탄은 서서히 그리고 주기적으로 내 뇌세포를 파괴하고 내 지능을 손상시키고 있을지도 모른다.

아마 나는 내가 표적이 될 수 있다는 사실을 오랫동안 인식했던 것 같다. 나는 거의 40년 동안 힘든 노화 관찰에 몰두해온 의학·영양 분야 필자로서, 알츠하이머병과 노화성老化性 기억력 상실에 관한 연구 결과물들을 철저히 추적해 왔다. 흥분을 고조시키는 생화학적 기본 원인에 관한 연구에서부터, 기억력 상실의 병리·증상을 중단·지연 ·역전시키는 방법에 관한 새로운 연구 붐에 이르기까지.

나는 CNN의 고참 의학전문기자로서 1980년대에 알츠하이머병 치료에 관한 탐사 다큐멘터리를 보도했다. 가장 기억에 남는 순간은 세계적으로 유명한 알츠하이머병 연구자인 피터 데이비스Peter Davies(예시바대학 앨버트 아인슈타인의대) 박사가 냉동고로 가, 해부용으로 기증된 한 알츠하이머병 환자의 뇌를 한 조각 뗐을 때였다. 그것에는 큰 구멍(그 병으로 생긴 확대된 뇌실)이 있었다. 그는 그 차가운 물체를 내 손에 올려놓으면서 "한 조각의 스위스 치즈 같다."라고 먼저 말했다. 그 병든 뇌의 이미지는 내 마음 속에서 지워지지 않은 채 남아 있다. 정확히 어떻게 질병의 생물학적 구조가 뇌의 특정 부위에서 기능과 인간성을 빼앗는 빈 공간을 만드는가에 관해, 그리고 과학이 아마 내 두뇌 속에서 진행되고 있을지도 모르는 재난을 중단시키고 예방할 수 있을 것인가에 관해 나는 종종 생각했다.

다행스럽게도 선도적 의료기관의 많은 연구자들도 같은 생각을 했으며 알츠하이머병 퍼즐을 푸는 데 창의성을 발휘했다. 지난 25년에 걸쳐 그들은 알츠하이머병의 병리학에 관해 많은 것을 알아냈다. 그리고 무엇이 신경세포를 병들게 하고, 기능부전에 빠뜨리며, 죽게 하는가에 관해, 왜 뇌가 비정상적으로 위축되는가에 관해, 왜 학습과 기억력이 사라지는가에 관해 많은 이론들을 개발했다. 물론 그 질병에 관해 이해하려고 노력하는 것은 해독제나 치료약 개발의 서곡이다. 어느 날 마술처럼 그 손상을 중단시키거나, 끔찍하게 위축된 뇌를 건강한 상태로 되돌릴 수도 있는 백신이나 물약의 개발이 가능할 것이다.

내가 대화한 많은 전문가들은 결국 알츠하이머병은 정복될 것이라고 생각한다. 이 병은 현재 전세계적으로 3,500만 명을 괴롭히며, 평균수명 연장에 의한 유례없는 고령인구 증가로 2050년까지 1억 1,500만 명에게 대재앙이 될 정도로 위협적이다.

하지만 알츠하이머병 연구자들은 그 병이 정복될 때까지 무엇을 해야 할 것인가에 관한 딜레마에서는 벗어나지 못했다. 많은 사람들은 예방수칙에 초점을 맞추고 있다. 즉, 그 병이 우리 뇌를 되돌릴 수 없을 정도까지 변형시키기 전에, 그 병의 무서운 결과를 차단하기 위해 노력해야 한다고 생각한다. "죽은 신경세포보다 병든 신경세포를 구제하는 것이 훨씬 쉽다."라고 저명한 뇌 연구자 데이비드 베넷David Bennett(시카고 러시대학 메디컬센터) 박사는 말한다. 그와 이 분야의 다른 지도자들은 노화성老化性 신경세포 파괴에 관한 뇌 변화와 증상들을 되돌릴 수 없기 전에, 그것을 규명·예방하고 지연시키기 위한 새 방법들을 활발하게 추구하고 있다.

에릭 라슨Eric B. Larson, 토머스 몬틴Thomas J. Montine 박사 그리고 시애틀 집단건강연구소와 워싱턴대학의 선도적 알츠하이머병 연구자들은 미국의사협회지의 최근 사설에서 그 같은 견해를 피력했다. 그들은 "전세계적으로 극적인 평균수명 증가 때문에 알츠하이머병과 그와 연관된 치매를 예방·지연·완화·치료하는 해결책의 발견이 그 어느 때보다 시급하다."라고 썼다.

이제 많은 연구자들이 알츠하이머병과 또 다른 형태의 치매를 유전자뿐 아니라 생활습관에 의한 질병으로 본다는 사실에 당신은 놀랄 수도 있다. 그것은 그 질병을 둘러싼 공포심과 무력감을 부분적으로 완화시킬 수 있다. 연구들에 따르면, 나를 포함한 55세 이상의 미국인들은 다른 어떤 질병보다 알츠하이머병을 무서워한다. 심지어 암, 뇌졸중, 심장병보다 더 무서워한다. 동시에 우리들 중 대부분은, 표면상 너무 신비하고 잔인해 발병發病을 피할 수 없는 질병으로부터 자신을 보호하는 데 사실상 무력하다는 우세한 견해에 동조한다. 그것은 이해할 수 있다. 하지만 권위자들은 이제 그것은 대부분 신화일 뿐이라고 말한다.

연구자들은 알츠하이머병이 심장병·당뇨병을 유발하는 생활습관들 중 일부를 원인으로 공유한다는 사실에 점점 더 놀란다. 예를 들면 비만, 높은 LDL 콜레스테롤, 고혈압, 육체적 무기력 같은 것들이다. 이미 공인됐지만, 이런 요인들이 당신의 뇌를 표적으로 할 때 위험성이 더 큰 것 같다. 당신의 자아自我(지능, 개성 혹은 삶의 이유들) 전체를 잃는 위험을 능가하는 것은 있을 수 없다. 그렇게 인정함으로써 많은 알츠하이머병 연구자들은 예방과 조기 개입의 새 전략들을 열렬히 추구한다.

도대체 알츠하이머병이란 무엇인가?

알츠하이머병은 치매—마음의 상실을 의미한다—의 가장 보편적인 형태이며, 전체 치매의 60~80%를 차지한다. 엄격한 과학적 정의에 따르면, 알츠하이머성 치매란 점진적이며 느린 뇌의 퇴보·위축이다. 이것은 신경세포의 두 가지 특별한 방식의 손상이 특징이다. 그것은 베타아밀로이드라고 불리는 끈적끈적한 물질로 이루어진 노인성반 plaques 과, 타우단백질로 알려진 다른 뇌 독성물질에 의해 형성된 신경원섬유 엉킴 neurofibrillary tangles 이다. 이것은 결정적으로 노화성 질병이며, 노화는 제 1 의 위험요인이다. 65 세 이전에 증상은 거의 나타나지 않는다. 이후 당신이 알츠하이머병에 걸릴 확률은 5 년마다 2

배로 증가한다. 미국 알츠하이머병협회에 따르면, 85세 이후에는 절반 이상이 이 병을 앓는다. 그러나 이것은 알츠하이머병이 정상적인 노화의 일환이라는 의미는 아니다. 이 병은 만성 질환이며, 비정상적인 기억력 손상이 이 병의 경고성 징후이다.

과거 연구자들은 알츠하이머병을 치매의 유일한 형태라고 정의했다. 그러나 라슨은 실제로는 훨씬 복잡하다고 말한다. 알츠하이머성 치매가 결합된 경우—뇌혈관 질환인 혈관성 치매, 그리고 파킨슨씨병에서도 발견되는 단백질 침전이 특징인 루이바디 치매—가 가장 흔하다. 전세계적으로 모든 치매의 증상은 거의 동일하다. 그것은 정상적인 행동과 기능을 방해하는 인지認知, 특정 기억력 그리고 흔한 작업 능력의 심각한 결핍이다.

알츠하이머병 그리고 다른 치매에 대한 당신의 취약성은 유전자의 영향을 받는다. 그러나 유전자가 최종 결정자는 아니다. 유전자는 당신의 생활습관과 환경에 의해 침묵하거나 확대되며 부분적으로 진압될 수 있다. 조기早期(60세 이전) 발병 알츠하이머병과 만기晩期(60세 이후) 발병 알츠하이머병을 구분하는 것 또한 중요하다. 조기 발병은 유전자 돌연변이에 의해 유발되며, 유전성이 매우 강하다. 그러나 전체 알츠하이머병의 5%에 불과할 정도로 드물다. 우리들 거의 대부분에게 압도적으로 위협적인 것은 만기 발병 알츠하이머병이다. 이것은 ApoE4 같은 감수성 유전자의 영향을 받을 수 있다. 이는 이 유전자를 가진 사람들은 알츠하이머병에 취약하다는 것을 의미한다. 그러나 반드시 발병한다는 의미는 아니다. 또한 발병 과정에서 조기에 그 같은 유전자를 잘라버리는 것이 가능할 것이다. 그것은 본질적으로 알츠하이머병을 되돌릴 수 없기 전에 '치료'하는 것이다.

가장 중요한 것은 연구자들이 더 이상 알츠하이머병을 노년의 돌발적인 뇌 재앙으로 보지 않는다는 것이다. 이제 그들은 그것을 수십

년간 지속되는 질병의 연속체로 본다. 영양, 감염, 교육, 당뇨병, 정신적·육체적 활동처럼 인생의 초기, 중년기, 노년기 인자因子의 영향을 받는 것으로 본다. 일생에 걸쳐 당신의 뇌에 끼치는 이런 영향들은 당신이 60대, 70대, 80대가 될 때까지 전형적으로 침묵한다. 다른 만성병과 마찬가지로 알츠하이머병은 오랜 기간에 걸쳐 다가온다.

알츠하이머병은 뇌 병리 증상이 공중公衆의 눈에 띄기까지 20~30년간 은밀하고 느리게 신경 퇴행이 진행될 수 있다. 특히 뇌의 인지·감각 부위—알츠하이머병의 주요 희생물인 전두피질과 해마를 포함해서—에서 신경세포가 위축되고 사멸함에 따라 뇌 기능이 악화된다.

뇌 영상 기술과 뇌척수액 분석으로 가능해진 놀라운 새 발견들에서, 이제 과학자들은 수년 후 증상이 나타나는 치매성 뇌 변화의 가장 초기 기원起源을 볼 수 있다. 복잡한 PET(양전자단층촬영)검사를 사용해, 저명한 연구자 존 모리스John C. Morris(세인트루이스 소재 위싱턴대학 알츠하이머병연구센터 책임자) 박사는 아직 정신 손상 증상이 전혀 나타나지 않은 다수 노인들의 뇌에서 알츠하이머병의 특징인 독성 베타아밀로이드의 축적을 발견했다.

모리스의 선구자적 작업에는, 증상이 나타나기 훨씬 전에 정상—뇌 검사에서 나타나는 파괴의 씨앗을 가진 정상—으로 위장된 연장된 서곡이 있다고 기록돼 있다. 이 서곡에는 가벼운 인지장애(MCI), 더 정확히는 '초기 알츠하이머병'이라고 불리는 점진적 퇴행이 10년 정도 뒤따른다. 알츠하이머병에 가장 취약한 사람들을 찾아내, 병의 시작을 지연시키거나 그 병을 완전히 예방하기 위해, 모리스 등이 중재술 사용을 희망하는 것은 바로 이 긴 기간(증상 이전의 변화와 가벼운 손상이 나타나는 시기) 동안이다. 이것은 본질적으로 당신이 다른 이유로 사망할 때까지 심각한 증상을 늦추는 것을 의미한다.

메인주의 노인병의사 로렐 콜맨Laurel Coleman(미국 알츠하이머병

협회 이사) 박사가 말한 대로, "당신이 82세에 알츠하이머병에 걸린다고 하자. 당신은 아마 92세까지 그것을 늦출 수 있을 것이다." 저명한 알츠하이머병 연구자 수잔 타이어스Suzanne Tyas(온타리오 소재 워털루대학) 박사는 "우리 대부분이 더 이상 살아 있지 않을 나이가 될 때까지 알츠하이머병 증상의 발현을 미래로 늦추는 것이 가능할 것"이라고 시사했다.

알츠하이머병의 시계를 뒤로 돌리기 위한 개입의 전망은 극도로 흥분적인 의미를 내포한다. "만약 우리가 알츠하이머병 발병을 5년만 지연시킬 수 있다면, 새 발병의 절반은 줄일 수 있을 것으로 평가된다."라고 선도적 연구자 수잔 크래프트Suzanne Craft(워싱턴대학) 박사는 말했다.

당신은 자신의 뇌를 구제할 수 있다

알츠하이머병은 가슴 아프고 충격적이다. 하지만 우리가 위험을 줄이고 자신을 구할 수 있다는 낙관론도 증가하고 있다. 최근의 과학적 사고思考에 전적으로 부합하는 새 슬로건이 블로그에 등장했다. "우리는 알츠하이머병의 치료법을 발견했다. 그것은 예방이다."고위 알츠하이머병 수사관들은 이제 우리가 그 병에 걸리는 것은 무작위나 가변적인 것이 결코 아니며, 운이나 운명의 문제가 아니며, 필연적인 노화의 결과도 아니라고 말한다.

맞다, 우리는 베이비붐 세대로서 어떤 유행병에 직면할 수 있다. 또한 미래에 부분적인 혹은 완전한 치료법이 있을 수도 있다는 것도 맞는 말이다. 우리의 알츠하이머병 감수성은 심장병, 암, 당뇨병과 마찬가지로 어느 정도 유전자에 달려 있다. 하지만 그 병은 우리가 통제할 수 있는 요인들의 영향을 부분적으로 받는 것이 사실이다. 그리고 그 병의 긴 발현 기간 때문에 우리는 변화를 만들 수 있는 수년간의 기회를 얻는다. 특별히 주목할 만한 것은 당신의 중년기(40 대 · 50 대) 건강상태가 당신의 70 대 · 80 대 뇌 건강의 전조前兆인 것 같다는 점이다.

게다가 과학은 당신이 내리는 일상의 결정들—작은 것들조차도—이 뇌가 90 대까지 혹은 일생에 걸쳐 성공적으로 기능할 수 있게 도울 수 있다는 점을 명백히 시사한다. 최고 과학자들은 우리의 뇌 운명에 관해 우리가 가진 놀라운 힘을 기록했다. 예를 들면, 올바른 음식 섭취, 대규모 사회적 유대 형성, 올바른 운동, 올바른 보충제 복용, 혈당, 우울증, 스트레스의 통제를 통해, 당신은 알츠하이머병에 걸릴 가능성을 낮출 수 있다. 아마 당신은 그 병이 당신 생전에는 두드러지지 않게 크게 늦출 수 있을 것이다.

워싱턴대학 의대의 주목할 만한 연구들에 의하면, 고高포화지방, 고高당도 식품의 섭취는 뇌에서 베타아밀로이드—알츠하이머병 손상을 퍼뜨린다고 비난받는 독성 단백질—의 수준을 높이는 것으로 나타났다. 다른 식품의 섭취는 뇌세포에 대한 독성 아밀로이드의 위협을 줄이는 것 같다. 뛰어난 뇌 연구자 칼 코트먼Carl Cotman 박사(어바인 소재 캘리포니아대학)는, 알츠하이머병 · 기억력 손실을 초래하는 손상으로부터 뇌를 보호하는 데 육체적 운동이 알려진 어떤 약보다 더 효과적이라고 판단했다.

특별히 흥미로운 것은, 극심한 건강이상조차 운명이 아니라는 것을 보여주는 증거들이다. 중년이 지난 일부 뇌들은 알츠하이머병 진단과 일치하는 노인성반과 신경원섬유 엉킴이 가득함에도 잘 기능한다. 이에 대해 과학자들은 다음과 같이 설명한다. 특정 생활방식—더 높은 교육, 대규모 사회적 네트워크, 그리고 지적 활동을 포함할 수도 있다—은 뇌의 물리적 부상을 압도할 정도로 뇌의 소위 '인지認知 보유고'

를 충분히 보강할 수 있다. 그래서 뇌는 예상 밖으로 오랫동안 정상적으로 기능하는 것 같다고. 그것 때문에 당신은 깨닫게 된다, 밀고 찌르고 달래고 자극할 때 인간의 뇌가 어떤 기적을 만들지 아무도 예측할 수 없다는 것을.

러시대학 신경심리학자 로버트 윌슨Robert S. Wilson 박사는 그것을 가장 잘 표현했다. "뇌 활동은 단순히 유전자에 달려 있는 것이 아니라, 당신이 어떻게 삶을 사느냐에 달려 있다는 것을 이제 우리는 이해한다…우리가 알츠하이머병이라고 부르는 병의 많은 것들은 노인성 반과 신경원섬유 엉킴 바깥에 있다는 것을 이제 우리는 이해한다."

당신의 뇌 건강은, 심장 건강과 마찬가지로, 아마 당신이 인식하는 것보다 훨씬 더 많이 개인적 선택에 달려있다는 것이 명백하다. 우리 모두는 우리 뇌가 노령老齡에 따른 위험을 넘어설 수 있도록 돕는 일들을 할 수 있다.

왜 이 책인가?

최근 수년간 알츠하이머병을 중단 또는 지연시키기 위해, 우리가 해야 할지도 모를 일에 관한 연구들이 태산처럼 증가하고 있다. 이 연구들은 내 자신의 위험을 3배 증가시킨 유전적인 '주사위 던지기' 때문에 항상 내 관심을 자극했다. 나는 알츠하이머병과 노화성 기억력 쇠퇴를 극복하고 피하기 위한, 과학적 근거가 있는 100가지 가능성을 수집했을 때, 그것들을 한 권의 책으로 펴내겠다고 종종 생각했다. 그것은 다음 질문에 대답하는 것을 돕기 위해서이다.

예견된 알츠하이머병 치료법을 기다리는 동안 우리는 무엇을 할 것인가?

결국 나는 노화에 훨씬 더 잘 견디며, 평생 동안 성공적으로 충분히 기능하는 뇌를 만들기 위해, 사람들이 할 수 있는 100 가지 간단한 방법을 찾아냈다. 당신이 그 모든 것을 한꺼번에 하기를 원하지 않을 것이라는 것을, 당신이 결코 시도하지 않을 것도 있다는 것을 나는 잘 안다. 이 책을 하나의 커다란 뷔페 테이블이라고 생각하라. 당신은 그 안의 모든 것을 시식하기를 원하거나, 혹은 다시는 원하지 않을 수도 있다. 나는 당신이 재미있다고 생각하거나 설득력 있다고 생각하면, 어떤 것이든 시도해 볼 것을 제안한다. 어떤 것은 알려지지 않은 유전적 차이나 개인적 선호도에 따라, 다른 사람들보다 특정인들에게 더 효과가 있을 수 있다. 어떤 형태의 정신적 자극, 규칙적인 육체 운동, 사회적 참여, 항산화제를 많이 함유한 식사가 유리한 것 같다. 하지만 현 연구 단계에서, 어떤 것이 당신에게 가장 효과적일 것이라고 말하는 것은 불가능하다.

모든 사람들이 알고 있듯이, 과학은 경이로움으로 가득하다. 수년 동안 주류 의학은 위궤양은 식사와 스트레스에 의해 유발된다고 생각했다. 10년 뒤 한 호주 의사는 궤양은 헬리코박터 파일로리Helicobacter pylori 박테리아에 의해 유발되며 항생제로 치료될 수 있다는 것을 기존 회의론자들에게 입증해 보였다. 따라서 나는 주류 연구의 변방邊方에 있는 일부 과학이론들을 포함시키는 것을 주저하지 않는다. 여러 수준의 알츠하이머병 연구는, 과학적 믿음이라는 확고한 중심에도 불구하고, 불확실한 여러 이론들을 흥미롭게 섞는 것이다. 원인과 예방적 중재술에 관한 확실성은 아직 돌에 새겨지지 않았다.

그러나 이 책은 오직 선도적 과학연구소의 연구에 기초한 예방수단만을 포함한다. 색다른 예방 아이디어들도 과학적으로 유효한 근거가 없다면 여기서 언급하지 않았다.

이 책에서 내가 제안한 모든 것을 나는 세심하게 실천할까? 대부분은 실천한다. 그리고 영양·식사 영역에서는 확실히 그렇게 한다. 나는 10년간의 공백기를 거쳐 최근 다시 테니스를 시작했다. 요가는 내게 새로운 것이며, 수중 에어로빅도 그렇다. 이 글을 쓰면서도, 나는 아직 마실 물을 여과하지 않았으며, 크로스워드 퍼즐이나 스크래블 게임—과거에도 할 수 없었다—을 할 수 없다. 나는 이 책을 씀으로써 잠을 어느 정도 잃었지만(뇌에 좋지 않은 것이다), 정신활동이 크게 활발해지기를 희망한다. 작가의 삶은 당연히 많은 시간을 앉아서 혼자 보내는 것을 의미하지만, 나는 사회적 생활에 어려움이 없다. 나는 자연관찰 산책을 자주 하지 않으며, 아마 영화 관람에도 많은 시간을 쓰지 않을 것이다. 그리고 영화가 정신적 자극 효과가 있다고 생각하고 싶지만, 나는 그것을 입증할 증거들을 가지고 있지 않다. 내게 가장 중요한 것은, 78년 된 내 뇌가 유전적 결점에도 불구하고, 합리적으로 잘 기능하는 것 같다는 점이다. 그리고 내 뇌가 그렇게 유지되기를 원한다. 그러나 과학과 마찬가지로 인생은 놀라움을 내포한다는 것을 나는 안다. 내 앞날에 알츠하이머병이 기다리고 있는지는 알 수 없다. 그러나 나는 살면서 그것을 극복하려고 최선을 다한다. 그리고 같은 일을 하도록 당신을 초대한다.

이 책에서 사용된 주요한 과학 참고문헌 목록과,
알츠하이머병 예방을 위한 최신 자료를 보려면
www.jeancarper.com 을 방문하라.

1

술에 관해 현명해져라

술은 뇌세포를 촉진할 수도, 파괴할 수도 있다

당신의 뇌는 소량의 술을 좋아할 수 있지만, 다량의 술을 좋아하지는 않을 것이다. 거듭된 연구에 따르면, 적당량의 음주자飲酒者는 알츠하이머병 발병 가능성이 더 낮다. 웨이크 포리스트대학 뱁티스트 메디컬센터의 최근 연구에 따르면, 매주 8~14잔(하루 한두 잔)의 술을 마신 노령자는 비非음주자보다 치매 위험이 37% 낮은 것으로 나타났다. 나쁜 뉴스는 과음자過飮者 범주—일주일에 14잔 이상의 음주—에 들면, 비음주자에 비해 치매 발병 가능성이 2배로 높아진다는 것이다.

UCLA(캘리포니아대학 로스앤젤레스캠퍼스) 연구자들은 과음이 알츠하이머병 발병을 2~3년 앞당긴다는 사실을 발견했다. 그리고 ApoE4 알츠하이머병 유전자를 가진 과음자는 치매 발병을 4~6년 앞당길 수 있다. 게다가, 대규모 '프래이밍햄 심장 연구'—수십 년에 걸친 미국 메사추세츠주 프래이밍햄 지역사회의 건강 연구—에서, 과음(일주일에 14잔 이상)은 뇌 기억 부위의 위축을 예고했다.

<영국 정신의학 저널 *British Journal of Psychiatry*>에 기고하는 영국

의사들은 최근 노년층의 과음과 폭음은 알코올성 치매—모든 치매의 10%를 차지한다—의 '소리 없는 유행'을 유발하고 있다고 경고했다.

평상시에는 가볍게 혹은 적당하게 음주하다가 가끔 폭음하는 성인들도 더 큰 치매 위험에 직면한다. 핀란드의 한 연구는 중년에 한 달에 적어도 한 번 폭음—예를 들면, 한 술자리에서 맥주 5병 혹은 와인 1병 이상—한 성인들은 25년 뒤 알츠하이머병을 포함해 치매에 걸릴 가능성이 3배 높다는 것을 보여주었다. 1년에 적어도 2회 술에 취해 정신을 잃으면, 치매 발병 확률이 10배로 높아진다.

한편 하루 칵테일 한 잔이나 와인 한 잔은 치매를 지연시키는 데 도움이 될 수 있다. 연구에 따르면, 알코올은 소염제—염증은 알츠하이머병을 촉진한다—이며 유익한 HDL 콜레스테롤을 증진시킨다. 이런 효과가 치매를 지연시키는 데 도움이 된다. 적포도주의 풍부한 항산화제는 추가적으로 항抗치매 효과를 준다. 레스베라트롤을 포함한 항산화제들은 항응고제와 동맥 이완제로 작용해 혈관을 확장하고 혈류를 증가시킨다. 이런 효과가 인지認知기능을 촉진한다. 이 때문에 많은 연구자들은 상대적으로 항산화제가 적은 백포도주보다 적포도주를 선호한다. (286쪽의 "포도주를 마셔라, 가급적 적포도주를"을 보라.)

생활의 기술: 성년기에 적은 양의 알코올은 뇌를 보호하는 것으로 보이지만, 한 번에 다량의 알코올은 뇌세포를 죽이거나 손상시킴으로써, 수십 년 뒤 당신을 인지기능 부전不全이나 알츠하이머병에 더 취약하게 만든다는 것을 이해하라. 독성의 충격은 장기간 지속된다. 만약 당신이 술을 마신다면, 소량이나 적정량을 조금씩, 가급적 음식과 함께 마셔라. 그것은 여성은 하루 한 잔, 남성은 하루 두 잔을 의미한다. 한 잔은 항상 맥주 354 cc, 독주 한 잔, 와인 148 cc 정도를 의미한다.

2

알파리포산과 아세틸엘카르니틴을 고려하라

이 두 영양보충제는 함께 작용해 노화하는 뇌를 회춘시킨다

만약 당신이 나이 듦에 따라 좋은 인지기능을 보장하는 항산화제 하나를 먹을 수 있다면, 그것이 무엇일까? 오리건주립대학 라이너스 폴링연구소의 저명한 연구자들에게 그 답은 명확한 것 같아 보인다. 알파리포산―또 리포산으로 알려져 있다―은, 우리가 노화한 동물들에서 본, 노화하는 뇌의 가장 강력한 항산화 회춘제라고 그 연구소의 토리 하겐 Tory Hagen 박사는 말한다. 그것은 영양보충제 아세틸엘카르니틴(ALCAR)과 결합할 때 특히 강력하다고 그는 말했다.

하겐 박사는 브루스 에임즈 Bruce Ames 박사(버클리 소재 캘리포니아대학 생화학 교수)와 함께 리포산과 ALCAR에 관한 연구를 개척했다. 이제 80세인 에임즈는 1990년대에 ALCAR이 이탈리아에서 '스마트 드러그 smart drug'로 팔리는 것을 발견했다. 획기적인 연구에서 그와 하겐은 늙고 둔한 쥐들에게 ALCAR과 리포산을 먹인 지 수주일 내에 연령이 절반인 쥐들처럼 육체적, 정신적으로 활동적이 되었음을 보여주었다. "그것은 40세의 에너지를 가진 75세와 같다."라고 에임즈는 말한다.

뇌세포는 미토콘드리아라고 불리는 작은 에너지 발생기를 계속 가동하기 위한 연료로 ALCAR 을 요구한다고 그는 설명한다. 우리는 나이 듦에 따라, 50% 줄어든 ALCAR 을 합성한다. 연료가 결핍되면, 우리 세포의 에너지 공장들은 기능부전이 되며, 신경세포들을 조직화되지 못한 정보전달 상태에서 털털거리게 방치한다. 최근 연구에 따르면, 뇌 신경세포 접합부에서 미토콘드리아의 위축은, 알츠하이머병이 진행 중임을 알려주는 가장 초기의 생화학적 단서들 중 하나이다. 뇌세포들에서 ALCAR 을 진작시키면, 미트콘드리아의 기능 재생에 도움이 되며, 전반적인 정신적·육체적 에너지의 급등을 유발할 수 있다고 에임즈는 주장한다. 또 ALCAR 은 시험관에서 알츠하이머병의 타우단백질 덩어리 형성을 차단한다.

뇌세포에서 알파리포산의 중요한 역할은 미토콘드리아 에너지 공장들을 보호하며, 활성산소 화학물의 계속된 공격에 의한 손상으로부터 그것들을 지키는 것이다. 리포산은 그 같은 손상을 막기 위해 혈액뇌관문을 신속하게 통과할 수 있는, 거의 알려지지 않은 항산화제 분자물의 하나이다. 리포산에서 발견되는 항산화제 보호가 결여되면, 미토콘드리아 공장들은 고장이 발생해 가동이 중단되는 경향이 있다. 그렇게 해서 당신의 뇌를 계속 '절전節電' 상태로 방치한다.

또 하겐은 리포산이 뇌 손상을 예방하고 회복시키는 것으로 보이는 다른 방법을 발견했다. 그것은 철 침착물을 "킬레이트 chelate 화합물로 만들거나" 뇌 밖으로 배출한다. 당신이 나이 듦에 따라, 철은 신경세포에 축적되며, 인지쇠퇴와 치매를 유발하는 '산화적酸化的 손상'을 가속화한다. 하겐이 늙은 쥐들에게 단 2주 동안 다량의 리포산을 먹이자, 그들 뇌 속의 철 성분은 젊은 쥐들의 정상수준으로 극적으로 떨어졌다.

사람에게서 알파리포산은 혈압, 혈당, 중성지방을 낮추며, 인슐린저항성을 역전시키고, 당뇨병성 말초신경병증을 예방하는 데 도움 되는 것으로 나타났다. 일부 의사들은 당뇨병 환자들의 합병증 예방을 위해 하루 60 ㎎의 리포산을 통상적으로 준다.

생활의 기술: 뇌세포의 기능을 증진시키기 위해 이들 영양보충제 중 하나나 둘 모두를 먹을 것을 고려하라. 당신은 건강식품 가게나 약국 그리고 온라인에서 그것을 따로따로 혹은 함께 찾아볼 수 있다. 만약 당신이 ALCAR 만 산다면, 상표가 그냥 평범한 엘카르니틴이 아니라 아세틸엘카르니틴으로 되어 있는지를 확인하라.

알파리포산과 아세틸엘카르니틴은 둘 다 하루 권장량─리포산은 하루 200 ㎎, ALCAR 은 하루 500 ㎎─에서는 안전한 것으로 여겨진다. 하지만 당신이 원하면 더 적은 양을 복용할 수 있다. 만약 당신이 당뇨병처럼 의학적인 문제로 인해 고용량을 복용한다면, 건강전문가의 조언과 관찰에 따라서 그렇게 하라.

버클리 소재 캘리포니아대학은 알파리포산 200 ㎎과 아세틸엘카르니틴 500 ㎎의 혼합 알약에 대한 특허를 냈다. 이는 에임즈가 권장한 용량이다. 그것은 주비논 Juvenon 으로 불리며, http://juvenon.com 에서 구입 가능하다. 에임즈는 자신이 그 약의 판매에서 받는 전액을 그 영양보충제의 인체시험에 기부한다고 말했다. 다른 여러 회사들도 리포산과 ALCAR 의 혼합 제품을 내놓고 있다.

3

마취에 관해 질문하라

마취가 알츠하이머병을 유발할까?

당신이 수술에서 깨어날 때 정신적 혼미를 겪는 것은 특별한 일이 아니다. 마취는 수일 혹은 수주간 지속될 수도 있지만, 일반적으로 빨리 깬다. 의사들은 엉덩이 수술 6개월 뒤 기억력 상실이 진행돼 알츠하이머병 진단을 받은 65세 여성과 같은 경우를 가끔 본다. 그것은 우연의 일치일까? 혹은 마취가 영구적인 손상을 초래해 알츠하이머병의 시작을 가속화—특별히 유전적으로 취약하거나, 이미 치매에 선행하는 가벼운 인지認知 손상을 겪고 있는 경우에—할 수 있었을까?

그 가능성 때문에 일부 전문가들은 우려한다. 로데릭 에켄호프 Roderic G. Eckenhoff(필라델피아 소재 펜실베니아대학 의대 마취과 교수) 박사는 "우리는 매년 수백만 명에게 이런 약들을 준다. 그리고 그것이 미칠 수 있는 장기적인 효과를 태평스럽게 무시한다."라고 말한다. 그는 일반 흡입마취제를 주입한 실험실 동물들은 뇌세포 사멸 증가, 독성 베타아밀로이드와 타우의 해로운 덩어리, 그리고 기억력 상실을 포함한 장기간의 인지기능 장애를 보인다고 말했다. 에켄호프

는 그런 마취제들이 치매와 알츠하이머병의 시작을 가속화―특별히
취약한 노년의 뇌에서―할지도 모른다고 우려한다.

보스턴 소재 매사추세츠종합병원의 유명한 알츠하이머병 유전자 연
구자인 루돌프 탄지 Rudolph Tanzi 박사도 마찬가지이다. 에켄호프뿐
아니라 그도 일반적으로 널리 사용되는 마취제인 이소플루란의 위험
성에 초점을 맞췄다. 그들의 실험들은 이소플루란이 세포 배양에서
베타아밀로이드의 활동성을 더 독성적, 치명적으로 만드는 것을 보여
줬다. 그들의 이론은, 만약 노년의 뇌가 아밀로이드 침전물을 가졌다
면, 대부분에서 그러하듯이 이소플루란에 대한 노출은 상태를 악화시
켜 알츠하이머병을 촉진할 가능성이 있다는 것이다. 연구자들은 또
ApoE4 유전자를 가진 사람은 이소플루란의 폐해에 특별히 취약할
수 있다고 시사한다.

탄지는 가능하면 이소플루란을 피할 것을 지지한다. 최근 자신의
어머니가 수술을 받았을 때, 그는 마취과의사에게 이소플루란 대신
다른 흡입마취제인 데스플루란 사용을 부탁했다. 〈포브스 Forbes〉 잡
지에서, 탄지는 "아직 우리는 이소플루란을 금지할 충분한 자료를 가
지고 있지 않다. 그러나 나는 내 어머니가 그것을 사용하게 하지는
않을 것이라고 충분히 확신한다. 나는 가족과 친구들에게 그것을 멀
리 하라고 충고할 것이다. 여기에는 많은 고려 대상, 그리고 수행할
필요가 있는 많은 작업들이 남아 있다. 그러나 이 시점에서 나는 운
에 맡기지는 않을 것이다."라고 설명했다.

대조적으로 최근 워싱턴대학의 한 연구는 대규모 수술환자 집단에
서 영구적인 인지認知문제를 발견하지 못했다. 이는 마취가 뇌에 위험
이 아닐 것이라는 점을 시사한다. 그러나 일부 전문가들은 좀 더 지
켜봐야 한다고 말한다. 워싱턴대학의 연구에 따르면, 심각한 질병이든
아니든 입원 자체만으로도 노인의 치매 가능성을 높였다.

생활의 기술: 현재로서는 전문가 합의가 없기 때문에 마취제를 사용하는 환자들이 얼마나 우려해야 하는가는 불명확하다. 보도된 수술 후 인지문제와 회복 불가능한 기억력 상실은 특별히 알츠하이머병에 취약한 노인들에게 주로 영향을 미치는 것 같다. 일부 연구자들은 어떤 걱정도 마취과의사들과 대화하라고 환자들에게 조언한다. 아무튼 당신은 잠재적인 문제를 인식하고 추가적인 연구결과에 대해 경각심을 가져야 한다.

4

발목을 체크하라

발의 저혈류는 뇌에 문제의 단초가 된다

놀라울 만큼 간단하고, 비침습적이며, 저렴한 한 가지 검사가 당신 뇌의 인지상태와 당신의 뇌졸중·치매 가능성을 밝혀줄 수 있다. 그것은 발목의 수축기 혈압을 팔의 수축기 혈압과 비교하는 혈압계와 함께, 도플러라고 불리는 초음파 기기를 필요로 한다. 그것은 '발목상완지수(ABI)'라고 불리며, 진료실에서 시행하는 데 약 15분이 소요된다.

그 이론은 혈관 건강은 인체를 통틀어 유사하다는 것이다. 발에서 막힌 동맥과 혈류의 정도는 뇌혈관에서 죽상粥狀동맥경화증 정도를 예고한다. 신속한 이 검사는 일반화된 죽상동맥경화증 측정법이다. 주요한 용도는 말초부위 또는 사지四肢의 낮은 부위의 동맥질환을 찾는 것이다. 그러나 연구들에 따르면, 그것은 노인들의 인지장애, 뇌졸중과 알츠하이머병을 찾아내는 데에도 놀랄 만큼 정확한 것으로 드러났다.

에딘버러대학 연구자들은 10년간 55~74세 중·노년 남녀 700여

명을 추적했다. ABI가 가장 낮게 나타난 사람들—혈류 손상을 의미한다—은 추론, 언어 유창성, 정보처리 속도에서 60~230% 낮은 점수를 기록했다. 결론은 ABI 검사는 인지장애 위험이 높은 노인을 찾아낸다는 것이다.

노인 2,500여 명을 대상으로 한 미국 국립노화연구소의 한 연구에서, ABI가 낮은 사람들은 향후 8년 내에 알츠하이머병 발병 가능성이 57%, 혈관성 치매를 앓을 위험성이 225% 높았다. 혈관질환은 ABI 검사에서 추적한 것처럼, 뇌동맥에서 폐색, 뇌 조직 상실, 염증- 이 모두는 인지쇠퇴와 치매의 가능성 높은 원인이다-으로 나타난다.

게다가 노스캐롤라이나대학 뇌졸중센터 책임자인 수빅 센 Souvik Sen 박사는 그 검사는 뇌졸중 위험성이 높은 사람들을 찾아내기 때문에, 뇌졸중 증상 발현 전에 개입해 예방책을 취할 수 있다고 말한다.

생활의 기술: 기억력 문제들에 대한 경각심을 미리 갖기 위해, 발목상완지수검사 받는 것에 관해 당신의 의사에게 문의하라. 그리고 결과에 따라, 어떤 혈류 손상을 치료하기 위해 당신이 무엇을 해야 하는가에 관한 당신 의사의 조언을 따르라. 그것은 강화된 운동, 혈류·콜레스테롤 통제 전략, 식생활 변화, 약 복용 등을 포함할 수도 있다. 장래의 인지문제를 예방하기 위해, 당신이 아무것도 할 수 없을 때에 그것을 발견하는 것보다 뭔가 할 수 있을 때에 미리 경고 받는 것이 더 낫다.

5

항생제를 피하지 마라

항생제는 알츠하이머병 경계에 도움이 될 수 있다

왜 알츠하이머병을 가진 일부 사람들이 항생제를 복용한 후 의식이 더 또렷해질까? 이 이야기는 너무 전설적이어서 의사들도 포기하지 못한다.

알츠하이머병 환자들의 딸들이 온라인 비영리단체인 알츠하이머연구포럼 Alzheimer Research Forum─알츠하이머병 연구자들과 이 병에 관심 있는 다른 사람들을 위한 상호작용 웹사이트─에 올린 2개의 일화가 있다.

(사례 1) 알츠하이머병을 가진 한 노년여성은 죽음이 가까워져 응급실로 옮겨졌다. 응급실에서 그녀는 폐 울혈 때문에 항생제 투약을 받았다. 그녀는 정신이 되살아나 딸을 놀라게 했다. "엄마가 우리를 알아봤다. 3개의 단어를 조합할 수 있었다. 1년 가까이 이런 반응을 보인 적이 없었다. 나는 그것을 항생제 투여 덕분이라고 생각한다."

(사례 2) 알츠하이머병을 가진 한 남성은 심각한 방광 감염이 있었다. 그의 딸의 설명이다. "비뇨기과의사는 아빠에게 강력한 항생제를

주었다. 며칠간 항생제를 투약한 뒤 아빠는 1주일 이상 정신이 또렷해졌다. 아빠는 전에는 내 이름을 몰랐다. 이후 아빠는 내 이름을 반복해서 부르고, 나와 사실상 대화도 했다. 아빠는 10일 뒤 사망했다. 단지 나는 누군가가 이런 것을 알아야 한다고 생각했다."

이해할 수 있듯이, 사랑하는 사람의 뇌가 다시 살아나는 것을 보는 것은 설명할 수 없고 충격적인 사건이다. 필라델피아 정골整骨의대 만성노화병센터 교수인 브라이언 발린Brian J. Balin 박사는 환자들이 항생제를 투약 받은 후 그 같은 인지회복을 보인 이야기를 자주 들으며 자신은 별로 놀라지 않는다고 말한다.

발린 박사는 감염이 알츠하이머병의 한 원인이라는 비非정통 이론의 배후의 선도적 권위자이다. 그 병을 가진 많은 사람들이 항생제 투약 후 정신기능을 회복했다는 사실은 부분적으로 그 이론을 지지한다. 실제로 최근의 한 연구에서 알츠하이머병 환자들에게 3개월 동안 2종의 항생제(독시사이클린과 리팜핀)를 주었더니 인지 감소율이 느려진 것으로 나타났다.

그러나 항생제는 영구적인 해결책이 아니다. 항생제 투약을 중단하자마자 정신적 개선은 사라진다고 발린은 말한다. 그는 항생제가 오랜 알츠하이머병 발현을 영구히 역진시킬 가능성은 매우 낮다고 생각한다. 그러나 그는 증상이 발현되기 전 중년에서 노년까지의 항생제 투약은 알츠하이머병 시작을 중단·지연시키는 데 도움이 될 것이라고 추측한다.

생활의 기술: 물론 특별히 알츠하이머병을 피하기 위해 지금 당장 항생제 투약을 권하는 사람은 아무도 없다. 항생제가 효과가 있는지, 안전한지, 어떤 것이 효과적인지를 아무도 모르기 때문이다. 중요한 메시지는 항생제가 뇌 보호제가 될 수도 있음을 알고 특정 감염을 치

료하기 위해 필요한 경우 항생제를 피하지 말라는 것이다. 항생제는 현재 이해되고 있는 것보다 더 많은 이점이 있을 수도 있다. 그러나 특정 질환 치료에 명백히 필요하지 않은 항생제를 과도하게 사용하는 것은 피하라.

6

항산화제가 풍부한 식품을 먹어라
항산화제는 기억력 쇠퇴에 강력한 해독제이다

  거의 보편적인 과학적 합의가 있다. 특정 음식을 먹으면, 인지쇠퇴를 지연시킬 수 있고 알츠하이머병 예방에 도움이 되는, 항산화제라고 불리는 화합물이 뇌에 주입된다는 것이다. 그것은 노화하는 사람들, 늙은 개들, 무수한 실험실 동물들에게서 입증됐다.

  여기에는 이유가 있다. 당신이 숨을 쉴 때마다 산소를 들이마신다. 그것은 활성산소 화학물질의 형성을 촉발한다. 이 화학물질은 미쳐 날뛰며, 세포막을 찢고, DNA 돌연변이를 일으키고, 신경세포 접합부를 차단하고, 신경 통신망을 방해할 수 있다. 그런 파괴는 '산화적酸化的 손상' 또는 '분자 녹molecular rust'이라고 불린다. 당신의 뇌는 지방성분이 많고 많은 산소를 태우기 때문에 활성산소의 주요 표적이다. 산화할 때 당신 뇌의 지방은 말 그대로 부패한 고기처럼 산패酸敗한다. 지속적인 그런 손상은 인지기능 부전不全을 가속화하며 아마도 알츠하이머병도 가속화할 것이다.

  그곳은 항산화제라고 불리는 '분자分子 군인'들이 투입되는 곳이다.

그것들은 뇌를 돌아다니며 날뛰는 활성산소를 사로잡아 죽인다. 이 단호한 종결자들은 항상 순찰하며, 뇌 손상에 대해 강력하고 다재다능한 방어 시스템을 구축한다. 그러면 당신은 어디서 항산화제를 얻는가? 특정 음식들—대부분 야채와 과일—로부터이다. 터프츠대학의 시험에 따르면, 시험대상자들은 신선한 시금치 284g 또는 딸기 227g을 먹은 후 혈중 항산화제 농도가 급등했다.

당근 2~3개, 브로콜리 꽃 부위, 시금치 잎의 힘을 과소평가하지 마라. 시카고의 '건강한 노화를 위한 러시연구소' 연구자들에 따르면, 노인집단에서 하루 야채 3회분을 먹는 것은 하루 1회분을 채 먹지 않는 것과 비교할 때, 기억력 쇠퇴 비율을 40% 늦췄다(역주: 과일 1회분은 사과 한 개 또는 주스 작은 컵 하나, 채소 1회분은 브로컬리 반 컵 또는 상추 한 컵을 가리킨다). 여성 노인들에 관한 하버드대학의 한 연구는 녹색 잎채소(시금치, 케일, 상추)와 십자화과 채소(브로콜리, 양배추, 꽃양배추, 방울다다기양배추)에 인지기능을 보호하는 특별한 항산화제 효능이 있다는 것을 발견했다. 컬럼비아대학 연구자들은 가장 좋은 항抗알츠하이머병 식품은 항산화제가 풍부한 것들로, 토마토, 십자화과 채소, 검은 색과 녹색 잎채소, 과일, 샐러드드레싱, 견과, 생선 등을 포함한다는 것을 발견했다. 이런 식품들을 주로 먹으면서 고지방 낙농제품, 붉은 색 육류, 내장육, 버터를 최소한으로 먹은 65세 이상 뉴욕시민들은 알츠하이머병에 걸릴 가능성이 38% 낮았다.

생활의 기술: 당신 뇌에 항산화제를 주입하기 위해 과일·야채를 먹을 기회를 놓치지 마라. 매일 먹는 몫의 5~9배가 아주 좋지만, 작은 하나라도 모두 중요하다는 것을 알아두라. 당신 뇌에 알츠하이머병 예방용 탄약을 부족하게 하는 것은 미친 짓이다.

식품마다 전체 항산화제의 집중도·유형이 다르다. 짙은 색이 귀띔이 될 수 있다. 그것이 베리류berries가 최고인 이유이다. 과일·채소의 먹을 수 있는 껍질을 확실히 포함시켜라. 예를 들면, *맛있는 빨간 사과에서 항산화제의 31%는 껍질에 있다. 그리고 만약 당신이 오이 껍질을 벗기면 오이에 들어있는 항산화제의 40%를 잃는다.*

미국 농무부가 326개 식품을 선별 분석한 2010년 자료에 따라, 무게 대비 항산화제 농도가 가장 높은 과일·야채(주스 제외) 30종을 여기에 순서대로 나열했다. 만약 당신이 좋아하는 과일이 이 목록에 없더라도 어쨌든 그것을 먹어라. 그것도 어느 정도 항산화제를 가지고 있음이 확실하다. 아직 모든 과일·야채가 적절한 검사를 거치지는 않았다.

1. 블랙 라즈베리(복분자)
2. 엘더베리(딱총나무 열매)
3. 골든 건포도
4. 야생 블루베리
5. 아티초크(양엉겅퀴)
6. 크랜베리(덩굴월귤)
7. 말린 자두
8. 블랙 커런트(까막까치밥나무)
9. 자두
10. 블랙베리
11. 마늘
12. 산딸기
13. 재배 블루베리
14. 딸기
15. 대추
16. 버찌
17. 무화과 날것
18. 붉은 양배추
19. 껍질 안 벗긴 사과
20. 붉은 잎 상추
21. 껍질 안 벗긴 배
22. 아스파라거스
23. 단 감자
24. 브로콜리 라브와 꽃 부위
25. 오렌지
26. 녹색 비트(근공채)
27. 아보카도
28. 붉은 포도
29. 무
30. 시금치

7

ApoE4 유전자에 관해 알라

그것은 알츠하이머병 가능성을 극적으로 높인다

이 책을 읽는 여러분 4명 중 한 명은, 고령에 발생하는 알츠하이머병에 걸릴 가능성이 3~10배 높아지는 특정 시한폭탄을 가지고 있다. 이 병은 전형적으로 60세 이후에 발생한다. 그 유전자는 아포리포프로테인 E4 또는 ApoE4로 불린다. 만일 당신이 부모 중 한 명으로부터 ApoE4의 단일 변종을 물려받으면, 알츠하이머병 위험이 3배가 된다. 만약 양쪽 부모로부터 ApoE4 두 몫을 물려받으면, 그 위험은 10배 이상으로 높아진다.

현실은 간단하다. ApoE4를 가지고 있다고 해서 운명적으로 알츠하이머병에 걸리는 것은 아니다. 그러나 그것은 알려진 제1의 유전적 위협이다. ApoE4 유전자를 가진 많은 사람들이 알츠하이머병에 걸리지 않는다. ApoE4를 가지지 않은 많은 사람들이 그 병에 걸린다. 미국 국립노화연구소에 따르면, 전체 알츠하이머병 환자의 약 40%는 ApoE4 양성이다. 그리고 ApoE4를 가진 사람은 가지지 않은 사람에 비해 더 일찍 이 병에 걸릴 가능성이 높고, 더 심한 뇌 위축을 겪을 가능성이 높다.

뇌 스캔과 인지검사에서 나온 최근의 놀랄만한 증거들에 의해, ApoE4 유전자를 가진 사람들은 이전에 믿었던 것보다 훨씬 더 일찍, 즉 55세와 60세 사이에 뇌 손상(베타아밀로이드 침전물)과 기억력 쇠퇴 조짐을 보이는 것으로 드러났다. 이 같은 사실은 선도적 연구자인 리처드 카셀리 Richard Caselli 박사와 그의 동료들(애리조나주 소재 메이요클리닉)이 ApoE4 유전자를 가진 사람과 가지지 않은 사람을 비교해 밝혔다.

ApoE4를 가진 사람들에게서 그처럼 일찍 노화성 기억력 쇠퇴를 발견한 것은 매우 의미 있다고 카셀리는 말한다. 그는 그것이 "사람들이 정상에서 비정상으로 출발하는 알츠하이머병의 시작점"을 의미한다고 믿는다. 그것은 알츠하이머병 예방 노력에서도 중요한 의미를 갖는다. 그것은 중년, 즉 40~50세에 그 병에 개입할 것을 옹호한다. 연구에 따르면, 이 시기가 콜레스테롤, 비만, 당뇨, 혈압 같은 위험인자들에 의해 알츠하이머병을 가장 잘 예측하는 때이다. 또한 많은 연구들에 따르면, ApoE4 유전자 보유 여부에 따라 예방 전략은 효과가 다른 것으로 나타났다.

확실한 의문이 있다. 당신은 ApoE4 상태를 알아야만 할까? 심장병 전문의들은 그것이 혈중 콜레스테롤에 영향을 미치기 때문에 종종 그것을 알아보기 위한 검사를 시행한다. 의사들은 그것을 알면 심리적 손상을 입을 수 있다고 우려하며, 알츠하이머병 취약성을 알기 위해 그 검사를 지시하는 것을 꺼릴 수도 있다. 그러나 중견작가 로버트 그린 Robert C. Green에 따르면, 보스턴의료센터의 한 연구는 건강한 성인집단에서 그들의 ApoE4에 관한 소식을 알려줘도 '아무런 해害가 없다'는 것을 발견했다. 사실 치매와 심장질환에 관한 취약성이 커졌다는 것을 알고는, 일부 사람들은 운동을 통한 다이어트를 조금씩 증가시켰다.

생활의 기술: 당신이 ApoE4 상태를 알아도 불안해지지 않는다면, 알츠하이머병 위험을 낮추는 데 사용하기 위해 그것을 알아보는 것이 타당할 것이다. 그것은 ApoE4 전이효소에 대한 간단한 혈액검사를 수반한다. 당신은 혈중 콜레스테롤검사 때 그것을 요청할 수 있다. 혹은 특별히 당신의 ApoE4 유전타입을 알기 위한 DNA검사에 관해 의사에게 물어보라.

만약 당신이 ApoE4 양성이라면, 이 책에서 제시한 대부분을 실천하는 것이 알츠하이머병 예방에 도움이 될 것이다. 그러나 연구들에 따르면, 당신은 다음의 것들에서 특별한 도움을 받을 수 있을 것이다. 매일 엽산을 섭취한다. 머리 부상을 피한다. 포화지방을 제한한다. 항산화제를 많이 섭취한다. 규칙적으로 운동한다. 고등교육, 정신적 자극, 육체적 사회적 활동을 통해 광범위한 '인지認知 보유고'를 확충한다. 불행히도 ApoE4 보유자는 지방이 풍부한 생선 섭취, 고高오메가 −3 생선유 캡슐 복용, 적포도주 음주로부터는 비보유자만큼 항抗알츠하이머병 효과를 얻지 못할 수 있다.

8

사과주스를 마셔라

그것은 알츠하이머병 치료제와 비슷할 수 있다

그것을 '자연산 아리셉트 Aricept(경구용 치매 치료제의 상품명)'라고 불러라. 사과주스는 뇌에서 아세틸콜린 생성을 촉진할 수 있다. 최근 연구에 의하면, 그것은 가장 많이 처방되고 널리 광고되는 약 아리셉트(성분명: 도네피질)가 알츠하이머병 치료를 위해 하는 것과 같은 일을 한다. 과학자들은 알츠하이머병에 의해 망가진 뇌들은 전형적으로 신경전달물질 아세틸콜린이 부족하다는 것을 40년간 알고 있었다. 아세틸콜린은 기억 형성과 교육에 필수적이다. 따라서 신경세포들이 더 많은 아세틸콜린을 생성하도록 자극해, 기억을 촉진하고 정신적 쇠퇴를 지연시키는 것은 타당하다. 그것이 아리셉트가 하도록 고안된 일이다. 로웰 소재 매사추세츠대학 연구자들에 따르면, 놀랍게도 그것은 사과주스가 하는 일이기도 하다.

과학자들은 늙은 쥐들이 마시는 물에 사과주스 농축액을 섞었다. 물론 쥐들의 뇌에서 아세틸콜린의 생성이 촉진됐다. 수석연구원 겸 세포신경생물학자 토머스 시어 Thomas Shea 박사는, 더 놀라운 것은 미로迷路찾기 같은 기억과 교육 과제에서 나타난 속도 증가와 정확성이라고 말한다. 그는 그것을 사과주스에 의해 촉진된, 신경세포들에서의 아세틸콜린 급증 때문이라고 여긴다. 그 쥐들은 주스를 얼마나 섭취했나? 인간으로 따지면 매일 236 cc 주스 두 잔, 또는 사과 두세 개를 한 달간 섭취했다고 시어는 말한다.

사과주스는 항산화제, 특히 신경세포를 활성산소 화학물질에 의한 손상으로부터 보호하는 케르세틴을 공급함으로써 아세틸콜린을 늘린다고 그는 설명한다. 또 흥분되는 사실은, 시험관 연구들에 의하면 사과주스는 알츠하이머병 유발에 책임이 있는 베타아밀로이드 뇌 침전물의 형성을 제어하는 데 도움이 될 수 있다는 것이다.

생활의 기술: 하루 사과 한 개는 의사(이 경우, 노인병 신경과전문의)를 필요 없게 만든다는 속담을 따르라. 또 사과가 뇌에 주는 보너스가 있다. 사과는 염증과 싸우는 데 도움을 주며, 제 2 형 당뇨병, 고혈압, 뇌졸중, 잇몸질환의 위험을 감소시키고, 허리를 더 날씬하게 만든다. 이 모든 것들은 알츠하이머병 유발인자因子이다. 농담이 아니다. 미국정부 분석에 따르면, 매일 사과주스 한 컵, 큰 사과 한 개, 사과소스 한 컵을 섭취한 사람들은 날씬한 허리를 가질 확률이 21% 더 높다. 그것은 알츠하이머병에 걸릴 가능성이 더 적다는 것을 의미한다.

9

나쁜 지방을 조심하라

그것이 뇌세포를 어떻게 파괴하는가를 보면 끔찍하다

과학자들은 나쁜 지방을 잔뜩 먹도록 허용된 동물은 '덤 앤 더머 dumb and dumber(바보와 멍청이)'가 된다는 것을 적어도 25년간 알고 있었다. 토론토대학의 선구적 연구자 캐롤 그린우드Carol Greenwood 박사는 나쁜 지방, 특히 포화 동물성 지방과 트랜스지방이 당신의 뇌와 지능에 가하는 무서운 손상을 오랫동안 기록했다. 그녀가 말하듯, "그것은 끔찍하다."

전형적인 미국인의 식생활에서와 동일한 포화 동물성지방을 소비한 뒤, 그녀의 실험동물들은 심각한 뇌·기억력 기능부전을 보였다. 동물들은 더 많이 먹을수록 더 적게 기억할 수 있었다. 포화지방 10%의 식사에서 그 동물들은 사실상 아무것도 배우지 못했다.

나쁜 지방은 동일하게 사람의 뇌에도 영향을 미쳐, 기억력 쇠퇴와 알츠하이머병 유발을 촉진한다. 시카고 소재 러시대학 마르타 클레어 모리스Martha Clare Morris 박사는, 트랜스지방을 가장 많이 섭취하는 노인은 거의 먹지 않는 노인에 비해 알츠하이머병 발병 가능성이 4

배 높다는 것을 발견했다. 포화지방을 가장 많이 섭취하면 알츠하이머병 발병 가능성이 2배였다. 대규모 미국정부 연구에서, 트랜스지방을 가장 많이(하루 7g) 먹는 여자노인은 가장 적게(하루 1g) 먹는 여성에 비해 뇌졸중 발병 가능성이 30% 더 높았다.

믿기 힘들겠지만, 당신이 먹는 지방의 유형은 당신 뇌의 구조와 기능을 개선하기도, 악화시키기도 한다. 포화지방은 뇌 세포들의 목을 조른다. 세포의 막이 뻣뻣해지고 쪼글쪼글해진다. 다른 세포들과 정보 전달하는 수지상 촉수들 dendritic tentacles 은 발육이 저지된다. 신경전달물질들은 마르거나 단락短絡이 생긴다. 알츠하이머병의 지표인 독성 베타아밀로이드가 쌓인다.

결과적으로 손상된 뇌세포들은 효율성이 떨어지고 기능부전이 되며, 기억력과 학습능력의 쇠퇴로 귀결된다.

포화지방이 기억력 쇠퇴를 유발하는 다른 두려운 방법은 개인에게 인슐린저항성—제2형 당뇨병 그리고 알츠하이머병과 연루된 기능부전 상태—을 갖게 하는 것이다. 인슐린저항성은 당뇨환자들을 알츠하이머병에 취약하게 하는 주요한 연결고리로 여겨진다. 확실히 그것은 기억력 손상으로 귀결된다고 그린우드는 말한다. 수백만 명의 미국인들이 인슐린과 관련된 기억력 문제를 겪고 있지만, 대부분은 나쁜 지방 섭취가 그 이유의 큰 부분이라는 것을 의심조차 하지 않는다.

한편 오메가-3 생선유와 단일 불포화지방(올리브유 등)은 뇌세포들을 더 낫게, 더 효율적으로 만들며 알츠하이머병에 더 걸리지 않게 한다.

생활의 기술: 포화지방과 트랜스지방을 뇌의 적이라고 생각하고, 가급적 그것들을 멀리 하라. 지방이 많은 육류를 제한하라. 육류는 다른 방법으로 인지기능을 파괴한다. 우유, 치즈, 아이스크림을 포함해

저지방 혹은 지방 없는 유제품을 사라. 가금류는 껍질을 벗겨라. 트랜스지방으로부터는 미친 듯이 도망쳐라. 칩, 도넛, 쿠키, 크래커, 막대 마가린, 구운 고체 지방, 샐러드유를 포함해 가공식품의 라벨에서 트랜스지방을 체크하라. 튀김 음식을 줄여라. 그것들은 슈퍼마켓이나 패스트푸드 식당에 내버려 두라. (그리고 132쪽의 "지방이 풍부한 생선을 먹어라" 226쪽의 "올리브유를 좋아하라" 228쪽의 "오메가-6 지방을 조심하라"를 참조하라.)

10

신체 균형감을 유지하라

좋은 신체 균형감은 치매 가능성을 대폭 줄인다

당신은 얼마나 오랫동안 한 발로 서 있을 수 있는가? 이 간단한 신체 균형감검사는 당신이 알츠하이머병에 걸릴 가능성이 어느 정도인가를 밝히는 데 도움이 된다. 신체 균형감의 쇠퇴는 기억력 손상 이전이라도 미래 치매의 첫 징후들 중 하나라는 것을 워싱턴대학의 한 연구가 발견했다.

연구자들은 치매 징후가 없는 65세 이상 2,288명의 신체적 기능을 검사했다. 6년 후 319명이 치매에 걸렸다. 이 연구의 주요한 메시지는 연구 첫 단계에서 최상의 신체 균형감과 걷기 능력을 가진 사람들은 치매 가능성이 신체적 기능이 낮은 사람들의 3분의 1이었다는 것이다.

마찬가지로 최근 이탈리아의 한 연구에 따르면, 60세 이후 많은 사람들에게서 나타나듯이 가벼운 기억력 손상이 있는 사람들 중에서, 좋은 신체 균형감을 가진 사람들은 심한 알츠하이머병으로의 진행이 더딘 것으로 나타났다. 나쁜 신체 균형감은, 만약 당신이 치매에 걸린다면 병이 빠르게 진행된다는 것을 예고한다. 프랑스의 한 연구에서, 한 발로 5 분 이상 서 있을 수 없었던 알츠하이머병 환자들은 기억력과 인지검사에서 쇠퇴 비율이 2 배 이상이었다.

당신의 신체 균형감은 대략 40 세부터 주로 두 가지 이유로 쇠퇴하기 시작한다. 발목, 다리, 엉덩이 부위의 힘 상실 그리고 사소한 뇌 손상에 의해 평형을 통제하는 전정계前庭階의 점진적인 부전不全이 그것이다.

정상적으로는, 30~70 세인 사람들은 눈을 뜨고 양팔을 가슴에서 교차시킨 채 한 발로 30 초 이상 서 있을 수 있어야 한다. 70~79 세는 28 초 동안, 80 세 이상은 21 초 동안 한 발로 서 있을 수 있어야 한다는 것이 뉴욕대학 물리요법 교수인 마릴린 모팻 Marilyn Moffat 박사의 말이다. 세인트루이스대학 의대 노인병의학 교수 존 몰리 John E. Morley 박사는, 연령에 따른 더 정확한 균형감검사는 눈을 감은 채 한 발로 서 있는 것이라고 덧붙인다. 시각적 신호가 없으면 당신의 신체적 균형감이 얼마나 더 나빠지는가는 늘 놀라운 일이다. 처음에는 70 세 이상의 대부분은 눈을 감은 채로는 한 다리로 수 초 동안도 서 있을 수 없다. 그러나 좋은 뉴스가 있다. 몰리와 모팻에 의하면, 연습을 하면 2 주 혹은 두 달 이내에 당신의 신체 균형감은 극적으로 향상된다. 당신이 신체 균형감을 향상시키기 위해 더 많이 운동할수록 더 좋아진다고 그들은 말한다.

당신은 얼마나 오랫동안 눈을 감은 채 한 다리로 서 있을 수 있어야 하는가? 기준이 되는 표는 바뀌지만, '정상'은 50 세 미만은 24~28 초, 50~59 세는 21 초, 60~69 세는 10~20 초, 70~79 세는 4~9 초, 그 이상은 4 초 이하이다.

생활의 기술: 신체 균형감을 유지하고 향상시키기 위해 당신의 하

루 일상에 반드시 운동을 포함시켜라. 특별히 60세 이상은 더 그래야 한다. 메이요클리닉의 조언은 "줄서 기다리는 동안 한 발로 균형을 잡도록 노력하라. 또는 당신의 손을 사용하지 않고 일어섰다가 앉아라."라는 것이다. 또 체육관에서 구체적인 균형감 운동을 하라. 혹은 노인센터나 병원들이 균형감 교실을 운영하는가를 체크하라. 모든 연령층의 성인은 눈을 뜬 채 한 발로 최소한 30초 동안 서 있는 것을 목표로 삼아야 한다고 모팻은 말한다. 몰리는 다음과 같이 말한다. "나이와 상관없이, 눈을 감았든 떴든 관계없이, 만약 당신이 한 다리로 최소한 15초 동안 서 있을 수 없다면, 확실히 당신은 균형감 향상을 위해 가능한 한 빨리 연습을 시작할 필요가 있다." 만약 당신이 집에서 연습한다면, 반드시 당신 자신을 잡아줄 수 있는 조리대나 테이블 가까이에서 서도록 하라. 또는 당신을 잡아주도록 근처에 누군가가 있도록 하라. 넘어지는 위험을 감수해서는 안 된다.

또 태극권을 고려해 보라. 한두 달의 태극권이 균형감을 향상시킬 수 있다는 것을 연구는 보여준다. 요가 또한 균형감에 좋은 것으로 알려져 있다. 균형감 향상을 위한 운동의 예까지 제시하는 훌륭한 두 권의 책은, 마릴린 모팻과 캐롤 루이스 Carole B. Lewis 가 쓴 〈나이를 거부하는 피트니스 Age-Defying Fitness〉 그리고 존 몰리와 셰리 콜버그 Sheri R. Colberg 가 쓴 〈젊음을 유지하는 과학 The Science of Staying Young〉이다.

미국 국립노화연구소의 웹사이트 www.nia.nih.gov/exercise 에서 그런 운동들을 찾아볼 수 있다.

11

매일 베리류를 먹어라

정신적 육체적 노화를 예방하고 역전시키는 데 도움이 된다

베리류berries의 화합물은 실제로 당신의 뇌세포로 들어가 거기에 축적된다고 상상하라. 베리류는 신경세포의 움직임을 향상시키고, 신경세포의 정보전달을 개선한다. 또 신경세포가 악화되고 기능부전이 될 것인가, 재생되고 활기를 띠며 활발해질 것인가 하는 문제를 개선한다. 진실로 과학자들은 모든 종류의 베리를 공급했을 때 노화하는 뇌가 얼마나 더 잘 기능하는가를 정기적으로 목격한다.

터프츠대학의 신경과학자 제임스 조셉James Joseph, 바바라 슈키트 -헤일Barbara Shukitt-Hale 박사는, 늙고 인지력이 손상된 동물들이 블루베리, 블랙베리, 라즈베리, 딸기, 크랜베리를 먹은 뒤 빠르게 기억력, 균형감, 운동기능을 회복하는 것을 보고 놀랐다. 그들은 "동물들이 더 젊어지고 더 똑똑해졌다."라는 것을 관찰했다. 다른 실험들에서 이 과학자들은 노화하는 동물들에게 베리류를 공급함으로써 인지 쇠퇴를 예방했다. 그들은 "베리류를 먹는 것이 알츠하이머병을 치료하지는 못할 것이다. 그러나 우리는 베리류가 그 병을 예방하거나 적어도 그 병의 시작을 늦출 수 있다고 확신한다."라고 결론 내렸다.

적은 양의 베리류도 노화하는 기억력을 온전하게 보호하는 데 도움을 줄 수 있을 것이다. 시카고 소재 러시대학 의대의 알츠하이머병 연구자들은, 적어도 한 달에 두 번 딸기를 먹은 여성 노인들은 인지 쇠퇴의 비율이 16%나 더 느려졌다는 것을 발견했다.

베리류가 신경세포를 보호하고 인지기능을 자극하는 힘의 주요한 비밀은 고高함량의 폴리페놀과 안토시아닌—베리류의 깊고 강렬한 색에 의해 드러나는 항산화제들—이다. 그런 화합물들은 뇌세포를 파괴하는 산화적酸化的 손상과 알츠하이머병의 잠복 원인인 염증을 차단한다. 게다가 새 뇌세포 생성을 촉진하는 데 도움이 될 수도 있다. 또 베리류의 화학물질들은 알츠하이머병에 대한 유전적 취약성을 극복하는 데 도움이 될 수 있을 것이라고 연구자들은 말한다.

항알츠하이머병에 도움 되는 두 가지 보너스: 베리류는 체중증가를 저해하며, 헬리코박터 파일로리 같은 감염에 저항하는 화학물질들을 가지고 있다. 이것들은 알츠하이머병과 관련이 있을 수 있다.

생활의 기술: 베리류를 연구하는 뇌 연구자들이 하는 대로 하라. 즉, 신선하거나 냉동된, 또는 주스나 스무디 상태로 매일 최소한 반 컵을 섭취하라, 한 컵 이상이면 더 좋다. 베리류는 블루베리, 딸기, 라즈베리, 블랙베리, 블랙 커런트, 보이젠베리, 크랜베리를 포함한다. 그리고 그것들을 섞어라. 각각의 지배적 화합물들은 뇌세포에 서로 다른 이점을 제공한다. 만약 건조된 베리류를 먹는다면, 당분 첨가를 확인하기 위해 라벨을 체크하라.

블루베리 연구자인 신시내티대학의 로버트 크리코리언 Robert Krikorian 박사는 항상 냉동 베리류를 사라고 조언한다. 냉동은 수확한 지 수시간 내에 이루어져 영양분과 항산화제의 이점이 온전히 보

존되기 때문이다. 그는 베리류를 자연해동解凍하지 말고 먹기 직전에
전자레인지로 10~20초 조리하라고 제안한다. 자연해동은 항산화제
의 효능을 감소시킬 수 있기 때문이다.

12

뇌를 더 키워라

뇌 용적이 더 커지면 알츠하이머병 손상에서 살아남는 데 도움이 된다

나쁜 뉴스가 있다. 정상적으로 30~40세가 되면 당신의 뇌는 위축되기 시작한다. 따라서 나이가 들수록 새 정보를 익히고, 저장하고, 기억해 내는 데 시간이 더 걸린다. 만약 인지기능과 관련된 특정 뇌 부위에서 신경세포가 대량으로 죽으면, 당신은 장래에 알츠하이머병에 걸릴 수 있다. 그러나 신나는 좋은 뉴스도 있다. 당신은 기억력과 학습을 관장하는 뇌 부위에서 새 뇌세포들을 생장시켜, 오래 된 뇌세포들의 크기와 기능을 증가시킬 수 있다. 요약하면, 당신은 알츠하이머병을 막는 데 도움 되는, 더 크고 더 효율적인 뇌를 만들 수 있다.

과거 과학자들은 뇌가 재생하는 것은 불가능하다고 말해 왔다. 캘리포니아 소재 '생물학 연구를 위한 소크연구소'의 프레드 게이지 Fred Gage 박사와 다른 연구자들에 의한 획기적인 발견들에 따르면, 매일 수천 개의 신경세포가 뇌에서, 주로 학습과 기억력을 관장하는 부위인 해마에서 생성되는 것으로 드러났다. 그 과정은 '신경발생 neurogenesis'이라고 불린다. 이런 초기 신경세포의 생성·생존을 촉진함으로써, 당신 뇌의 부피·지력知力을 증대시키고, 기억력 쇠퇴와 치매에 더 큰 내성을 갖게 할 수 있다는 것을, 신경 과학자들은 이제 안다.

뇌 용적 증대는 더 우수한 인지능력과 같다는 것은 부정할 수 없다. 오리건 건강·과학대학의 연구에 따르면, 비슷한 알츠하이머병 병리상태에도 불구하고, 우수한 기억력을 가진 노인들의 해마는 인지능력이 떨어지는 노인들보다 20% 더 컸다. 존스홉킨스대학 연구자들은 지적으로 뛰어난 사망한 늙은 수녀의 뇌—해부에서는 심한 알츠하이머병 형태의 손상을 보였지만—에서 '증가된 해마 신경세포들'을 발견했다. 연구자들은 더 많은 신경세포 접합부(정보전달 센터)를 가진, 더 통통한 신경세포들은 생각, 독서, 적극적인 정신·사회생활로부터 생긴다고 믿는다. 이 미묘한 신경세포의 성장은 소위 두뇌 보유고保有庫의 힘—광범위한 병리과정에도 불구하고, 알츠하이머병의 증상을 억누르는 뇌의 능력—을 설명하는 데 도움이 된다. (87 쪽 "두뇌 보유고를 만들라"를 보라.)

그리고 무엇이 당신의 신경세포들이 새 연결을 재생산하고 만들도록 자극하는가? 그것은 활동이다. 게이지 박사는 쳇바퀴 접근이 허용된 쥐들에게서 뇌세포가 갑자기 "2 배로 늘었다"는 것을 알고는 깜짝 놀랐다. 연구들에 따르면, 매일 활발하게 걷는 것은 뇌세포의 생성·성장을 촉진한다.

뇌 스캔에 의하면, 단 6 개월간의 유산소운동(걷기)—무산소운동(스트레칭, 근육강화운동)이 아니다—은 노인의 뇌에서 회백질부를 증가시킨 것으로 드러났다.

바로 그 학습 활동—그러나 노력을 할 때에만—이 신생 신경세포들을 계속 살아 있게 한다. 도시의 광범위한 지도를 암기하는 택시운전사들은 보통 운전자들보다 더 많은 회백질부를 가지고 있다. 자극적인 환경에서 생활하는 것과 명상을 하는 것은 더 큰 뇌 용적과 관련돼 있다.

비타민 B_6과 B_{12}를 많이 소비하는 사람들은 더 큰 뇌 용적을 갖는다. 오메가-3 생선유는 신경세포 생성을 촉진한다. 뇌혈류 증가도 마찬가지이다. 초콜릿과 베리류는 뇌를 더 크게 성장시키는 데 도움을 줄 수도 있다. 높은 자존감, 당신의 삶에 대한 통제감도 더 큰 해마의 지표가 된다고 몬드리올 소재 맥길대학 연구자들은 말한다.

한편 많은 것들이 비정상적인 뇌 위축, 기억력 상실과 알츠하이머병 발병 촉진으로 귀결된다. 그 중에는 비만, 만성 스트레스, 비타민 B 결핍, 장기간의 과음, 염증, 수면부족이 육체적 정신적 비활동성과 함께 포함된다.

생활의 기술: 당신의 뇌를 위축시키는 생활방식과 활동—과도한 음주, 스트레스, 과체중, 영양결핍, 불면 등으로 귀결될 수 있는 것들—을 피하라. 당신의 뇌와 몸을 광범위한 육체적 사회적 정신적 활동에 참여시켜라. 그것은 생각하고, 공부하고, 새로운 것들을 배우고, 걷고, 춤추고, 운동하고, 가족 그리고 많은 범주의 친구들과 의미 있는 관계를 갖는 것을 의미한다. 그리고 규칙적인 유산소운동을 반드시 하라. 일부 전문가들은 그것은 알츠하이머병성 뇌 위축에 대해 가장 확실한 해독제라고 말한다. 당신의 식생활과 체중에 주의하라. 알츠하이머병 발병에 대비해 그 병의 병리증상과 싸울 수 있는 더 크고, 내성이 더 강한 뇌를 만들 기회를 놓치지 마라.

13

혈압을 관리하라

그것은 치매를 늦추거나 예방하는 주된 방법이다

중·노년에 당신의 혈압을 정상으로 유지하는 것은 치매의 주요한 억제책으로 점차 인식된다. "고혈압은 노년에 인지쇠퇴로 귀결되는 것을 우리가 막을 수 있는 것들의 목록에서 최상위에 있다."라고 미국 국립신경장애·뇌졸중연구소의 월터 코로세츠Walter Koroshetz 박사는 말한다. 실제로 통제되지 않은 고혈압은 조기 기억력 상실을 부추기고, 알츠하이머병 유발 가능성을 배가倍加하며, 혈관성 치매 위험을 6 배로 높인다.

그것은 의심의 여지가 없다. 고혈압은 알츠하이머병과 혈관성 치매를 촉발하는 복합적 뇌 재앙의 뒤에 잠복해 있는 위험이다.

가장 두려운 것들 중 하나는 '뇌 발작' 혹은 뇌졸중이다. 고혈압은 남성의 뇌졸중 가능성을 배가하는 것 이상이라고 하버드의 연구는 말한다. 그리고 혈압이 높을수록 뇌졸중 가능성은 커진다. 수축기혈압이 10 ㎜ Hg 증가할 때마다, 허혈성(피떡) 뇌졸중의 가능성은 20%, 출혈성 뇌졸중 가능성은 38% 더 높아진다.

만약 당신 뇌의 MRI를 가지고 있다면, 당신은 '상처'를 나타내는 흰 부분들뿐 아니라, '미니 뇌졸중ministroke'이라고 불리는 작은 미세출혈 또는 혈전血栓의 증거들을 볼 수 있을지도 모른다. 이 둘은 모두 고혈압에서 생긴 것이며 기억력 상실이나 인지기능 부전不全으로 귀결된다.

그러면 서서히 뇌로 퍼지는 손상, 즉 혈관성 치매가 생긴다. 이 경우 뇌의 작은 혈관들이 죽거나 막혀 뇌세포로의 산소와 포도당 공급이 차단된다. 많은 세포들이 시들거나 죽으면, 기억력도 그렇게 된다. 고혈압은 혈관성 치매로 귀결되는 많은 손상을 혈관에 야기한다.

미국 국립노화연구소에 따르면, 치매의 강력한 예측변수는 중년기의 높은 수축기혈압(140㎜Hg 이상)이다. 그러나 고혈압은 아직 80대·90대에게 치매 유발인자이다. 사실 웨스턴 온타리오대학의 한 연구는, 특정 인지문제를 가진 80세 이상의 고혈압 관리는 그들 중 절반에게서 치매 진행을 막을 것이라고 평가했다.

좋은 뉴스가 있다. 혈압약 복용은 치매 가능성을 극적으로 낮출 수 있다. 그러나 연구는 어떤 종류가 가장 효과적인가에 대해서는 의견이 일치되지 않는다. 최근 증거들을 검토한, 휴스턴 소재 텍사스대학 공중보건대의 전문가들은 ACE 억제제와 이뇨제를 치매 위험과 그 진행을 줄이는, 증명된 가장 좋은 고혈압약으로 선정했다. 대부분 65세 이상 남성인 환자 80만 명을 대상으로 한 보스턴대학의 대규모 연구는, 혈압 관리를 위해 ACE 억제제와 앤지오텐신 수용체 차단제(ARBs)를 함께 복용하는 것이 알츠하이머병의 위험을 절반으로 낮춘다는 것을 발견했다. 노스캐롤라이나주 웨이크 포리스트대학 의대의 다른 대규모 연구는 (뇌에 침투해) "집중적으로 작용하는" ACE 억제제 종류만이 인지쇠퇴를 예방한다고 결론 내렸다.

생활의 기술: 혈압을 낮게(수축기 120 ㎜ Hg, 확장기 80 ㎜ Hg 아래가 바람직) 유지할 수 있는 모든 일을 하라. 그것도 인생에서 빨리 시작하라. 수축기 140 ㎜ Hg 이상, 확장기 90 ㎜ Hg 이상은 너무 높다고 여겨진다. 가정용 측정기로 당신의 혈압을 정기적으로 체크하라. 혈압이 계속 높으면 의사에게 상담하라.

효율적인 전략: 소금 섭취를 줄여라. DASH 식생활을 하라(98 쪽). 운동하라. 당분이 든 청량음료를 버려라. 한 연구에 의하면, 청량음료 하루 2.5 잔 이상은 고혈압 위험을 87% 높였다. 명상을 하라. (<미국 고혈압 저널 *American Journal of Hypertension*>에 실린 최근의 한 연구에 따르면, 초월 명상은 고혈압을 의미 있게 낮추는 것으로 나타났다.) 의사가 처방한 적절한 혈압강하제를 복용하라. 그 약의 효과는 당신 뇌를 치매로부터 지키는 데 매우 강력할 수 있다.

14

간이 혈당검사를 받아라

당신이 알츠하이머병으로 가는 빠른 길에 있는가를 지금 알아보라

　높은 혈당의 순환은 당신 장래에 기억력 상실과 알츠하이머병이 생길지도 모른다는 징후이다. 수백만 명이 경계에 있거나 지나쳤으며 그것을 의심하지 않는다. 좋은 뉴스는 그것을 알아보기 위해 당신이 더 이상 완전 단식斷食이나 경구 포도당 내성耐性검사를 할 필요가 없다는 것이다. 이제 당신은 단순히 손가락을 한 번 찌른 뒤 10분 이내에 그 위험성을 알 수 있다. 그것은 HbA1c 검사라고 불리며, 미국 당뇨병협회가 절차를 근본적으로 바꿈에 따라 당뇨검사에 추천되는 표준방법이다.

　가장 중요한 것은, HbA1c 검사는 검사 시점에서 당신의 혈당 수준을 알려줄 뿐 아니라, 이전 두세 달간의 평균 수치―위험성에 관한 훨씬 더 정확한 정보―를 알려준다는 것이다. 전형적으로 실험실의 기사는 당신 손가락의 끝을 찔러 피 몇 방울을 짜낸다. 그리고 그것을 6~7분간 기계에 넣어둔 다음 수치를 읽는다(혹은 샘플을 분석실험실로 보낸다). 4~6%는 정상, 6.5% 이상은 당뇨병을 가리킨다. 6~6.5%

는 전前당뇨병으로, 당뇨병으로 발전할 위험성이 크다.

여기에는 작동원리가 있다. 너무 많은 포도당은 헤모글로빈—세포에 산소를 공급하는 단백질—에 달라붙거나 화학반응을 일으킨다. HbA1c 검사는 혈류에서 포도당과 화학반응을 한 헤모글로빈의 퍼센트를 측정한다. 그것은 일반적으로 당신의 몸이 포도당을 얼마나 잘 관리하는가를 반영한다.

높은 초과 포도당의 순환은 매우 해로우며, 뇌를 포함한 많은 장기臟器·시스템의 손상을 예고한다. 최근 발견들은 고혈당과 알츠하이머병 발병 사이의 직접적인 연관성을 보여준다. 일부 전문가들은 알츠하이머병을 심지어 "뇌의 당뇨병"이라고 부른다.

생활의 기술: 기억력 문제가 생기고 당뇨병이 시작될 때까지 기다리지 마라. 지금 당신의 혈당 상태를 확인하라. 그래서 만약 높으면, 그것이 당신 뇌에 해를 끼치기 전에 그것을 낮추는 조치를 취할 수 있다. 미국당뇨병협회는 45세 이상인 모든 사람들에게 이 혈당검사를 받으라고 조언한다. 그리고 만약 당신이 과체중이거나, 허리 사이즈가 크거나, 고혈압이거나, 지질脂質 수준이 비정상이거나, 당뇨병 가족력이 있으면 특별히 위험하다. 의사에게 이 간이 HbA1c 혈당검사를 요청하는 것은 당신을 인지쇠퇴와 알츠하이머병으로부터 구하는, 가장 쉽고, 가장 중요한 것들 중 하나이다.

15

몸을 바쁘게 하라

말 그대로, 더 많이 움직일수록 생각을 더 잘한다

당신은 계획된 육체활동—걷기, 달리기, 수영, 운동 참가, 체육관에서의 운동—이 뇌를 활성화할 것이라고 기대할 것이다. 그럼 종일 이루어지는 일상적인 것들은 어떤가? 침대에서 일어나고, 이를 닦고, 냉장고 문을 열고, 커피를 타고, 샤워를 하고, 옷을 입고, 면도하고, 화장하고, 운전하고, 컴퓨터를 사용하고, 샌드위치를 만들고, 진공청소기를 사용하고, 줄서 기다리는 동안 꼼지락거리고…그리고 아이디어를 얻는다. 일상적인 활동의 이 모든 작은 동작들.

놀라운 좋은 뉴스가 있다. 이 작은 동작들은 큰 인지認知 배당금이 된다는 것이다. 시카고 러시대학 알츠하이머병센터의 연구자들은, 500명이 넘는 80대의 정상적인 연구대상자들에게 액티컬 Actical 이라고 불리는 손목시계 크기의 기구를 10일 동안 착용하게 했다. 놀라운 이 작은 기구는 모든 육체활동—활발한 전통적 운동에서부터 작은 근육 움직임까지—의 정도와 강도를 기록한다. 그것은 그 같은 정보들을 '활동수치'로 저장한다. 24시간의 활동수치를 더하면, 당신은

"1 일 활동총량"에 관한 아주 정확한 측정치를 얻는다.

그리고 연구자들은 연구대상자들의 "1 일 활동총량" 수준을 그들의 인지검사 점수와 비교했다. "1 인 활동총량"이 더 높은 사람은 5 가지 중요한 측정치 모두—일화 기억, 의미 기억, 작업 기억, 지각 속도, 시공간 기능—에서 더 높은 인지기능을 예고했다. 그리고 나이, 성별, 교육, 체중, 혈관질환 또는 치매와 관련된 다른 요인들과 무관하게 이것은 진실이었다.

이 놀라운 정보는 알츠하이머병과의 싸우기 위해 육체활동을 하는 것에 새 의미를 부여한다고 연구자들은 말한다. 전통적인 운동은 아직도 매우 중요하다. 그러나 그 사이에 당신은 근육을 움직이기 위해 당신이 생각할 수 있는 창의적인 방법으로부터 실제적 이익을 얻을 수 있다.

생활의 기술: 당신의 육체를 바쁘게 만드는 일은 무엇이든 하라. 계속 발을 흔들고, 손가락을 꼼지락거려라. 어디든 가능한 곳에서는 계단을 이용하라. 언제 어디서든 작은 근육, 큰 근육 움직이는 것을 반드시 기억하라. 당신의 뇌가 아는 한, 모든 활동은 기억력 상실을 늦추는 데 도움 되는 것으로 인정된다. 아마 알츠하이머병에도 그럴 것이다.

1 일 활동총량을 추적하는 액티컬에 관한 더 많은 정보를 얻기 위해서는, www.minimitter.com 을 방문하라. 당신은 인터넷에서 그루브 Gruve(www.gruve.com)—메이요클리닉과 협동해 개발한 기구—를 포함해, 다른 "육체활동 모니터들"을 찾을 수 있다.

16

카페인을 두려워하지 마라

그것은 뇌를 알츠하이머병 독소로부터 지켜줄지도 모른다

상상해보라. 카페인이 알츠하이머병을 예방할 수는 없을 것이다. 그러나 플로리다 알츠하이머병연구센터의 연구교수 게리 아렌대쉬 Gary W. Arendash 박사의 주목할 만한 새 연구에 따르면, 카페인은 알츠하이머병이 이미 초래하기 시작한 엉망상태를 청소하는 데 도움이 될 것을 약속한다. 그것은 만약 당신의 기억력이 이미 쇠퇴 조짐을 보이고 있다면, 카페인이 뇌 손상을 야기하는 독성물질 중 일부를 제거함으로써, 기억력을 부활시킬 수 있다는 의미이다.

아렌대쉬는 카페인을 유전자적으로 알츠하이머병에 취약한 중·노년(이때 전형적으로 치매 조짐을 보인다) 쥐들의 음료수에 추가했다. 그 카페인은 인간으로 치면 하루 커피 5잔과 같았다. 들어보라. 카페인을 섭취한 쥐들은 고전적인 치매 행동 또는 뇌의 변화를 보이지 않았다. 그 쥐들은 같은 나이의 정상적인 쥐들만큼 인지검사에서 잘 했다.

게다가 카페인을 섭취한 쥐들은 알츠하이머병을 유발하는 뇌의 베타아밀로이드 침전물을 줄였다. 그것은 아렌대쉬가 카페인은 염증 같은 부차적 요인들만 바꾸는 것은 아니라고 결론 내렸을 때였다. 카페인은 뇌의 아밀로이드 침전물을 50%(!)라는 놀라운 비율로 감축함으로써 병의 진행과정에 직접 관여했다. 카페인은 독성 아밀로이드를 생성하는 효소들을 억제함으로써 효과를 발휘한다고 그는 설명한다.

그는 운을 믿고 더 나아갔다. 카페인을 추가한 물을 이미 알츠하이머병과 기억력 상실을 겪고 있는 늙은 쥐들에게 공급했다. 5주 내에 쥐들의 기억력과 인지 수행이 개선되고 뇌의 독성 베타아밀로이드 침전물이 줄어들었다! 그것은 카페인이 이미 있던 노인성반plaques을 씻어내, 뇌 구조를 재생시키며 결과적으로 기억력과 다른 정신적 기능들을 회복시키는 것을 의미한다.

카페인은 커피가 주요 공급원이기에, 자연스럽게 아렌대쉬는 커피를 충분히, 즉 하루 4~5잔—또는 카페인 400~500 mg—을 마신다. 그 양은 알츠하이머병으로부터 뇌를 지키는 데 필요하다고 그는 말한다. 아렌대쉬는 "그것은 안전하고 싸다. 적어도 알츠하이머병에 걸린 우리 쥐들에게 그것은 제약회사가 만든 어떤 것만큼이나 효과적이다." 라고 말한다.

아렌대쉬는 "카페인을 제거한 커피"는 동물에게서 독성 베타아밀로이드를 줄이지 않는다고 말한다. 하지만 다른 연구는 카페인을 제거한 커피 또한 뇌에 이점이 있다—아마도 커피의 항산화제 때문에—고 시사한다. (85쪽 "커피에 '예스'라고 말하라"를 보라.)

생활의 기술: 만약 당신이 많은 양의 카페인에도 편안함을 느낀다면, 기억력 상실과 알츠하이머병을 막기 위해 하루 400~500 mg 섭취를 고려할 수 있을 것이다. 또한 당신은 200 mg 카페인 정제錠劑를 구입해, 그것을 둘로 나눠 "커피 한 컵 분량"인 100 mg으로 만들 수 있

다고 아렌대쉬는 말한다. 다른 일상적인 카페인의 공급원은 차(커피의 3분의 1), 콜라, 레드불 Red Bull 같은 에너지 음료들이다.

그러나 카페인에 대한 개인적 반응은 다르며 불안, 신경과민, 불면증, 두통, 혈압 상승 등의 문제점이 있을 수 있다는 것에 유념하라. 만약 당신이 불면증 경향이 있다면, 아침 일찍 카페인 음료를 마셔라. 통제되지 않는 고혈압이 있는 사람이나 임신부는 많은 카페인을 섭취해서는 안 된다고 아렌대쉬는 말한다. 또 의사들은 특정 심장병 환자는 카페인을 제한하라고 조언한다. 만약 당신에게 많은 양의 카페인이 괜찮은가 확신이 안 선다면, 의사와 상담하라. 카페인 효과가 아닌, 커피의 다른 뇌 보호 혜택을 누리기 위해서는, 카페인 제거 커피를 마셔라.

17

칼로리를 계산하라

많이 기억하기 위해서는 적게 먹어라

만약 칼로리를 줄일 수만 있어도, 뇌 노화 비율은 늦춰질 것이다. 그 결과 알츠하이머병에 잘 걸리지 않는, 더 크고 기능을 더 잘 하는 뇌가 될 것이다. 과학을 위해 위 전체를 희생한 쥐·원숭이에 관한 무수한 연구들은 이것이 사실임을 입증했다. 삶의 대부분 또는 모든 기간 동안 실험동물들에게 정상 칼로리의 70%만 먹였더니, 환상적인 이점이 나타났다.

생애 내내 칼로리 제한 식사를 한 붉은털원숭이들이, 정상적인 식사를 한 원숭이들보다 뇌의 특정 부위에서 노화성 뇌 위축이 극적으로 줄어든 것을, 메디슨 소재 위스콘신대학의 선도적 연구자 리처드 와인드럭Richard Weindruch 박사는 발견했다. 비슷하게 마운트 싸이나 이의대 연구자들은 원숭이들에게 생애 내내 저低탄수화물 칼로리 제한 식사를 시켰다. 그랬더니 원숭이들의 뇌에는 알츠하이머병의 특징적 징후인, 끈적끈적한 베타아밀로이드 침전물이 거의 없었다.

더욱 우려되는 것은, 미국 국립노화연구소 실험에서 초과 칼로리는 실제로 젊은 쥐들에게서 기억력 상실을 초래하며 뇌 조직을 파괴했다는 것이다. 3개월 뒤, 마음대로 먹도록 허용된 쥐들은 심각한 기억력 결핍을 보였다. 그리고 놀라운 것은 사후死後 이들 쥐의 뇌세포 수는 칼로리 제한 식사를 한 쥐들의 단지 *절반*이었다는 점이다. 컬럼비아 대학 연구자들은 4년간 하루 최대 칼로리를 섭취한 사람들은 알츠하이머병 발병 위험이 최저 칼로리를 섭취한 사람들보다 50% 더 높다는 것을 발견했다.

칼로리를 줄인 사람들은 기억력이 향상되며, 뇌 염증이 적고, 혈압과 인슐린 기능부전 그리고 알츠하이머병을 촉진하는 모든 인자들이 낮아진다고 여러 연구들이 시사한다. 그것은 놀랄 일이 아니다.

생활의 기술: 칼로리를 제한하라. 초과 칼로리는 과체중, 비만, 당뇨, 고혈압, 그리고 뇌 노화와 알츠하이머병을 촉진하는 모든 위험으로 귀결되기 때문이다. 사실 단순한 칼로리 처리과정은 뇌세포에서 산화적 손상을 누적시킬지도 모른다. 필요 이상의 칼로리 섭취를 하지 않는 것이 좋은 생활방식이다. 그것은 심지어 청년기나 중년기에서도 마찬가지이다.

중요한 것이 있다. 전문가들은 허약한 노인이나 알츠하이머병을 가진 사람들이 기억력을 개선하고 그 병을 지연시키기 위해 칼로리를 줄이는 것을 권장하지 않는다. 효과를 보기에 너무 늦었다. 그것은 노인들에게서 과식보다 더 나쁜 문제가 될 수 있는 체중감소와 저低영양 상태를 악화시킨다. 핵심은 인생 전기前期의 칼로리 제한은 인생 후기의 뇌 악화를 지연시킬 수도 있다는 것이다. 이것은 예방전략이지 치료는 아니다.

18

셀리악병을 조심하라

놀랍게도 밀 알레르기는 기억력을 해칠 수 있다

만약 당신의 식사에서 단순히 곡류를 제거함으로써 기억력 문제를 해결할 수 있다면? 그런 일은 생길 수 있다. 최근 이스라엘 의사들은 이전에 알츠하이머병으로 진단된 두 여성이 실제로 선천성 자가면역 질환—셀리악병으로 알려진 곡류 글루텐 알레르기—을 가진 것을 발견했다. 그 여성들에게 글루텐이 없는 식사—밀, 호밀, 보리, 귀리가 들어가지 않은 식사—가 제공됐다. 기적적으로 그녀들의 기억력은 회복됐다. 그들의 알츠하이머병은 사라졌다.

셀리악병의 증상을 알츠하이머병으로 오인하는 일은 드물지 않다. 미네소타주 로체스터 소재 메이요클리닉의 의사들은 최근 치매와 인지쇠퇴를 가진 많은 노인 셀리악병 환자들을 발견하고 놀랐다. 모두는 아니지만 일부 환자에게서, 글루텐 없는 식사는 기억력 상실과, 다른 인지문제들을 역전시켰다.

셀리악병이나 '글루텐 불내성 intolerance'은 신경학적 문제들과 관련돼 있음에도, 의사들이 노인에게서 그것을 찾지 못하는 일은 흔하다.

그 병이 어린 시절의 질병으로 알려져 있기 때문이다. 그 병은 변하고 있다. 그러나 그 변화는 무수한 노인들이 잠재적으로 역전 가능한 치매 그리고 다른 질병들을 감수하는 비극을 면하게 해줄 정도로 충분히 빠르지는 않다고 텔아비브 소재 소라스카이메디컬센터에 근무했던 유아프 루리 Yoav Lurie 박사는 말한다.

게다가 최근 연구에서는 미국 가족주치의의 32%만이 셀리악병이 성인에게서도 흔하다는 것을 인식하고 있었다. 캐나다 브리티시 컬럼비아대학의 소화기내과 의사들은 설명되지 않는 치매 조짐을 가진 노인들은 셀리악병검사를 받을 것을 제안했다.

생활의 기술: 그것은 어림짐작일 수 있다. 그러나 만약 당신이 기억력 상실과의 연관성을 의심한다면, 특히 전형적인 셀리악병 증상들—가스, 설사, 복부 통증, 체중감소—이 동반된다면, 의사에게 셀리악병검사—혈액검사, 그리고 필요하다면 소장小腸 생검—를 요청하라. 치료법은 생애 내내 글루텐이 없는 식사이다. 그리고 원인 불명의 소화기계 문제를 가진 전 연령층의 성인과 어린이 또한 검사 받아야 한다는 것을 잊지 마라. 그것은 불필요한 인지쇠퇴와 치매를 포함해, 일생에 걸친 고통을 예방할 수 있다.

19

초콜릿을 즐겨라

그것은 뇌의 혈액순환을 촉진한다

하버드의대 의사들이 초콜릿을 즐길 때, 당신은 그것이 신화가 아 님을 안다. 맞다, 사실은 초콜릿을 먹는 것은 노화하는 당신의 뇌를 구하는 데 도움이 될 수 있다.

초콜릿의 주성분인 코코아는 플라바놀이라고 불리는 항산화제가 아 주 많은 결정체이다. 플라바놀은 신경과 뇌를 강력하게 보호하는 속 성을 가지고 있다. 예를 들면, 스코틀랜드 연구자들은 코코아 플라바 놀 500㎎을 함유한, 14g이 약간 넘는 검은 초콜릿—벨기에 초콜릿회 사 배리 칼리바우트의 액티코아Acticoa—을 매일 2주일 동안 먹으면 혈압이 의미 있게 감소한다는 것은 발견했다. 적어도 세 연구는 초콜 릿 소비는 뇌졸중을 예방하는 데 도움이 될 수 있다는 것을 시사한 다. 초콜릿은 또한 항抗염증, 항抗응고 속성을 가지고 있다.

가장 극적인 발견은 플라바놀이 풍부한 코코아를 마시면 뇌로 가는 혈류를 증가시킨다는 것이다. 시간이 지남에 따라 점진적 혈류 감소 는 뇌에 산소·영양 공급 부족—구조적 손상, 인지쇠퇴, 치매로 귀결된다—을 초래할 수 있기 때문에, 그것은 중요하다. MRI는 흔히 알츠하이머병 환자에게서 뇌 혈류가 적음을 발견한다. 또 놀라운 것은 뇌 혈류 증가는 신경세포의 재생, 새 신경세포의 생성—신경발생 neuro-genesis이라고 알려진 과정—을 자극하는 것 같다는 것이다. 요약해서, 훌륭한 뇌 혈류를 유지하는 것은 인지쇠퇴와 치매를 늦추는 데 믿을 수 없을 정도로 중요하다.

하버드의대 교수 노먼 홀렌버그Norman Hollenberg 박사는 59~83세 성인들에게 매일 플라바놀 451 ㎎을 함유한, 두 컵의 코코아를 마시게 했다. 그러자 그들의 뇌 혈류는 1주일 후 평균 8%, 2주일 후에는 평균 10% 증가했다. (홀렌버그는 플라바놀 성분이 높은, 마스사社가 공급한 코코아프로Cocopro라는 코코아 혼합물을 사용했다.)

게다가 존스홉킨스대학 연구자들은 검은 초콜릿의 플라바놀을 먹으면 뇌졸중 심각성이 줄어들 수 있다는 것을 발견했다. 에피카테친이라는 초콜릿 플라바놀을 소량 먹인 쥐들은 초콜릿 혼합물을 먹이지 않은 쥐들에 비해 뇌졸중 후 뇌 손상이 의미 있게 적었다. 연구자들은 쥐의 뇌에 자리잡은 에피카테친이 신경세포 자체의 손상 방어작용을 강화함으로써 해독제로 작용했다고 설명한다. 신경의 추가 작용을 촉발하기 위해서는 "적은 양의 초콜릿 혼합물도 충분할 것"이라고 연구자들은 이론화한다.

생활의 기술: 플라바놀이 풍부하고 칼로리와 지방이 적은 검은 초콜릿을 선택하라. 코코아 가루는 가장 많은 플라바놀을 가지고 있다고 펜실베니아주 스크랜턴대학 화학과 교수이자 초콜릿 전문가 죠 빈슨Joe Vinson 박사는 말한다. 그것은 검은 초콜릿—우유 초콜릿의 2배의 플라바놀을 가지고 있다—의 2배의 플라바놀을 가지고 있다. 흰 초콜릿은 플라바놀이 전무하다. 당신은 라벨에 적힌 코코아 고체 비

율로부터 플라바놀 함유량에 대해 대략 알 수 있다. 70~80%이면 매우 높다고 빈슨은 말한다. 그는 '더취트Dutched' 초콜릿 제품들은 멀리하라고 조언한다. 그것들은 항산화제를 대폭 감소시키는 알칼리 처리 과정을 거치기 때문이다. 때때로 검은 초콜릿 바bar도 좋다. 그것은 일반적으로 적포도주 한 잔과 동일한 플라바놀을 가지고 있다. 그러나 캔디는 지방, 당분, 칼로리도 함유하고 있다. 최선의 선택은 플라바놀이 풍부한 코코아 혼합물, 물 또는 무無지방 우유(찬 것 혹은 뜨거운 것), 설탕이나 설탕 대체물(소량 혹은 무無첨가)로 음료수를 만드는 것이다.

마스사는 홀렌버그의 연구에 사용된 것과 유사한, 키쿠헬스CirkuHealth라는 초저칼로리 코코아 믹스를 제공한다. 그 회사는 그 믹스로 만들어진 두세 컵의 코코아는 플라바놀 약 900 ㎎—뇌 혈류 증가가 발견된 양—을 제공한다고 말한다.

그것은 www.CirkuHealth.com에서 찾을 수 있다.

20

나쁜 콜레스테롤을 통제하라

중년에 그 수치가 높으면 알츠하이머병 가능성을 높인다

당신은 40대이다. 당신의 혈중 콜레스테롤이 높은 것을 발견한다. 당신은 아마 그것이 장차 심장질환을 의미할 수 있다는 것을 안다. 그 주제에 관해 행해진 최대 규모 연구에 의하면, 그것이 알츠하이머병을 예고한다는 것을 당신은 모를 수도 있다.

카이저 퍼머넌트병원 연구부와 핀란드 쿼피오병원의 연구자들은 40년 이상 남녀 약 1만여 명의 자료를 수집했다. 그들의 결론은, 중년기 높은 총콜레스테롤 수치(240㎎/dL 이상)는 이후 알츠하이머병의 위험을 66% 증가시킨다는 것이다. 중년기의 경계성 고高콜레스테롤(200~239㎎/dL)조차도 노년기 혈관성 치매 위험을 52% 높인다.

연구자들이 말하는 주안점은, 높은 총콜레스테롤—저밀도 지단백, 고밀도 지단백, 초저밀도 지단백, 중간 밀도 지단백 콜레스테롤의 합계—은 치매 발병 30~40년 전에 나타나는 조기 경보라는 것이다. 따라서 노년기까지 기다리기보다 중년기에 콜레스테롤을 낮추는 것이 중요하다. 노년기는 뇌에 미치는 콜레스테롤의 해害를 중단·역전시키기에는 너무 늦을 수 있다. 사실 노년(70 세 이후)의 고콜레스테롤이 여전히 뇌에 위협이 되는지는 불확실하다. 한 연구는 콜레스테롤 강하제를 복용하지 않는 60 세 이상 남성들 사이에서 10~15 년간 점진적인 혈중 총콜레스테롤 저하는 실제로 치매를 예고한다는 것을 발견했다.

연구자들은 어떻게 고콜레스테롤이 알츠하이머병에 영향을 미치는가를 설명하지 못한다. 그들은 지나친 콜레스테롤은 알츠하이머병의 지표인 독성 베타아밀로이드의 생성을 촉진한다고 이론화한다. 통상적으로 아밀로이드의 손상을 차단하는 뇌의 항산화제를 대폭 감소시킨다. 이에 따라 뇌 조직을 파괴하는 많은 염증을 조장한다는 것이다.

또 중요한 것은, 심장질환에서와 마찬가지로 알츠하이머병의 가장 유력한 범인은 소위 나쁜 콜레스테롤 즉, 저밀도 지단백질(LDL) 콜레스테롤이라는 것이다. 그것은 당신이 적게 갖기를 원하는 것이다. 한편 좋은 콜레스테롤로 알려진 고밀도 지단백(HDL) 타입은 당신의 뇌를 구하는 데 도움이 될 수 있다. 따라서 당신은 그것을 많이 갖기를 원한다. (143 쪽 "좋은 HDL 콜레스테롤을 높여라"를 보라.)

생활의 기술: 인생 전기前期에 해로운 콜레스테롤에 주의를 기울여라. 나쁜 타입의 콜레스테롤은 줄이고 좋은 타입은 늘려라. 그것은 심장 건강에 좋은 지중해식 식사(포화지방과 트랜스지방은 적게, 그리고 생선, 야채, 과일, 곡류는 많이 섭취하는 것), 유산소운동, 정상 체중, 그리고 필요하다면 콜레스테롤 강하제를 의미한다. (192 쪽 "지중해식 식사를 따르라"와 246 쪽 "스타틴을 연구하라"를 보라.)

21

콜린이 풍부한 식품을 먹어라

콜린은 아기들에게 알츠하이머병 백신이며 노화하는 뇌에 요긴한 것이다

여성은 임신 중에 계란과, 콜린이 풍부한 다른 식품을 섭취함으로써 자녀의 알츠하이머병 위험을 극적으로 줄일 수 있다고 노스캐롤라이나대학의 저명한 연구자 스티븐 지셀Steven Zeisel 박사는 선언한다. 그의 말로 표현하면 "만약 당신이 노년에 좋은 기억력을 가지고 있다면, 어머니에게 감사하라."

놀랍겠지만, 약간의 초과 콜린—아미노산의 일종—에 노출된, 태아의 형성중인 뇌는 평생 동안 더 좋은 구조와 연결망, 지적 능력을 갖는다고 지셀은 말한다. 그와 다른 연구자들은 실험동물 연구에서 그 같은 사실을 발견했다. 한 실험에서, 듀크대학 연구자들은 임신한 쥐들에게 정상 분량의 콜린, 초과 분량의 콜린을 먹이거나 혹은 전혀 먹이지 않았다. 초과 분량 콜린을 먹인 쥐들은 매우 효율적이고 연결망이 잘 발달된 뇌와 '뛰어난 기억력'을 가진 새끼들을 낳았다. 그로 인해 새끼들은 어릴 때와 성인일 때 모두 더 빨리 배울 수 있었다. 자궁 내에서 콜린이 거부된 쥐들은 부진한 뇌와 손상된 기억력을 가졌다.

더욱 놀라운 것은, 콜린이 대폭 강화된 뇌를 가진 새끼들은 늙었을 때 인지능력이 줄어들지 않았다는 것이다. *자궁 내에서 초과 분량의 콜린을 공급받은 뇌를 가진 쥐들은 보통 예상되는 노화 관련 결함을 경험하지 않았다!* 그들의 뇌는 전형적인 기억력 쇠퇴와 알츠하이머병과 관련된 신경 퇴화로부터 보호됐다.

최적으로 기능하기 위해, 뇌는 생애 내내 끊임없는 콜린 공급을 필요로 한다. 그것이 없으면 노화하는 뇌는 기능이 흐지부지 된다. 우선, 신경세포들은 '기억력' 신경전달물질인 아세틸콜린을 합성하기 위해 콜린을 요구한다. 아세틸콜린은 알츠하이머병에 걸린 뇌에서는 말라 버린다. 콜린은 또한 기억력 쇠퇴와 관련된 두 주요 악당惡黨—염증과 높은 수준의 호모시스테인—을 막아준다. 새 연구는 콜린을 지중해식 식사의 중요한 항抗알츠하이머병 성분으로 파악한다. 아테네대학 연구자들은 콜린을 최대한(하루 310 ㎎ 이상) 섭취하는 그리스인들은 최소한(하루 250 ㎎ 미만) 섭취하는 그리스인들에 비해 혈중 C 반응성 단백질—염증의 주요한 징후—이 22% 낮다고 보고했다. 미국인들은 콜린이 놀랄 만큼 결핍돼 있다. 10% 미만만이 충분한 콜린을 섭취한다. 인체는 그것을 생산하지 못한다. 충분한 콜린을 얻는 방법은 식품과 보충제를 통한 것이다.

생활의 기술: 반드시 콜린을 충분히 섭취하도록 하라. 최소한 남자는 하루 550 ㎎, 여자는 425 ㎎—임신 중일 때에는 450 ㎎, 수유 중일 때에는 550 ㎎—이 권장된다. 계란을 먹는 것은 콜린을 섭취하는 쉬운 방법의 하나라고 지셀은 말한다. 큰 계란 노른자 하나는 125 ㎎의 콜린을 함유하고 있다. 계란 먹는 것을 두려워하지 마라. 계란은 대부분의 사람에게서 혈중 콜레스테롤을 올리지도 않고 심장병을 악화시키

지도 않는다. 다른 콜린 공급원으로는 밀 배아, 땅콩, 피스타치오, 캐슈, 아몬드, 새우, 생선, 육류, 채소, 시금치, 콜리플라워, 방울다다기양배추 등이 있다.

콜린보충제를 그대로 혹은 레시틴(또 포스파티딜콜린으로도 불린다) 형태로 먹을 수 있다. 콜린 권장량을 제공하는가를 확인하기 위해 레시틴보충제의 라벨을 체크하라.

22

계피에 열광하라

계피는 허약한 인슐린을 활성화하거나 그 이상의 일을 한다

당신의 뇌는 인슐린—포도당을 이용해 세포에 에너지를 공급하는 호르몬—이 부족해 망가지고 있을지도 모른다. 결과적으로, 당신의 뇌는 포도당이 방치되며, 기능 불량인 인슐린이 넘칠 수 있다. 이로 인해 독성 단백질인 베타아밀로이드—알츠하이머병의 주요 원인으로 지목되는 끈적끈적한 물질—의 비극적 증가를 포함해 혼란을 초래할 수 있다.

그런데 흔해 빠진 양념인 계피가 그것과 관련해 무엇을 할 수 있는가? 실제로 대단하다고 미국 농무부의 당뇨병전문가 리처드 앤더슨 Richard Anderson 박사는 주장한다. 그는 계피를 먹으면 허약하고 비효율적인 인슐린이 활성화돼 당糖을 정상적으로 처리할 수 있다는 것을 발견했다. 그것은 중대 사건이었다. 약 8,000만 명의 미국인이 전문 용어로 '인슐린 내성耐性'—당뇨병이나 당뇨병 전前단계의 징후—이라고 불리는 허약한 인슐린을 가지고 있기 때문이다. 그럼에도 많은 사람들이 그 같은 사실을 의심하지 않고, 부지불식간에 자신의 뇌를 점진적인 퇴행으로 내몬다.

앤더슨은 계피가 인슐린저항성을 되돌리는 데 얼마나 강력한가에 놀랐다. 한 검사에서, 그는 40일 동안 티스푼 4분의 1의 계피를 매일 2회 먹은 당뇨환자의 공복시 혈당이 29%나 줄었다는 것을 발견했다. 그것은 인슐린의 당糖처리 능력이 급증한 것을 반영한다. 보너스로 계피는 중성지방을 30%, 콜레스테롤을 25%나 줄인다.

그것은 마술이 아니다. 앤더슨은 계피의 가장 활동적인 비밀 성분—메틸하이드록시 챌콘 폴리머(MHCP)라고 불리는 화학물질—을 밝혀냈다. 시험관에서 MHCP는 인슐린의 혈당 처리를 20배 증가시켰다. 계피는 또한 당분이 높은 식품의 소화를 늦춘다. 라이스푸딩(쌀, 우유, 설탕으로 만든 디저트)에 계피 2~1.5티스푼을 섞은 스웨덴의 시험대상자들에게서, 식후 90분의 혈당 수준은 계피 없는 평범한 라이스푸딩을 먹은 사람들에 비해 단지 절반 정도만 상승했다.

더욱 놀라운 사실이 있다. 앤더슨의 최근 연구는 계피는 알츠하이머병 발병을 중단시킬지도 모른다는 것을 보여준다. 뇌세포 연구들에서, 물에 녹인 계피 추출물은 알츠하이머병 발병을 돕는 '타우단백질 미세섬유'의 형성을 차단했다. 계피 추출물을 시험관에서 타우단백질의 엉킨 덩어리와 함께 배양했을 때, 계피 추출물이 그것들을 파괴하는 것을 발견하고 앤더슨은 더 놀랐다. "계피는 단지 그것들을 파괴했다."라고 그는 말했다. 계피가 인간 뇌세포에서 타우단백질을 예방·제거한다고 앤더슨은 확언할 수는 없다. 그러나 그는 희망적이다. 그는 자신이 계피 추출물을 섭취한다.

생활의 기술: 궁극적으로 당신의 뇌세포에 해를 끼칠 수 있는 허약한 인슐린을 막기 위해, 모든 음식과 음료수에 계피를 넣어라. 대부분의 사람들에게 하루 0.5~1티스푼이면 충분하다. 또한 당신은 표준화

된 계피 추출물 용액을 건강보조식품 형태로 먹음으로써, 계피의 활동적인 성분을 다량 섭취할 수 있다. 앤더슨의 연구로부터 나온 2종의 계피 추출물 보조제 특허 브랜드는 시눌린 피에프 Cinnulin PF(www.cinnulin.com)와 신슐린 CinSulin 이다. 신슐린은 크롬을 함유하고 있으며 소매점에 널리 보급돼 있다. 양은 얼마나? "최소한 하루 250 ㎎ 2 회, 그러나 하루 500 ㎎ 2 회가 더 좋다."라고 앤더슨은 말한다.

23

커피에 '예스'라고 말하라

커피는 여러 방법으로 뇌를 보호한다

커피는 한때 건강하지 못한 음료수로 간주됐다. 하지만 이제 알츠하이머병을 유발하는 여러 만성병의 차단제뿐 아니라 뇌세포 회복제로 떠오르고 있다. 게다가 여러 연구들은 인생의 이른 시기에 커피를 마시면 치매와 알츠하이머병 위험을 줄인다고 시사한다. 핀란드의 한 대규모 연구에서, 중년기에 커피를 최대한(하루 3~5잔) 마신 남녀는 25년 뒤 알츠하이머 발병 가능성이 65%나 낮았다.

커피의 비밀은 무엇인가? 커피는 소염消炎작용을 하며, 뇌에서 콜레스테롤의 나쁜 효과를 차단하고, 뇌졸중, 우울증, 당뇨병 그리고 치매의 모든 촉진요인들의 위험을 줄인다. 또한 뇌의 생화학에서 강력한 역할을 하는 항산화제와 카페인 성분이 많다.

커피는 카페인이 모두라는 생각은 하지 마라. 놀라운 진실이 있다. 과일이나 채소가 아니라, 커피가 미국서 항산화제 공급원 1위라는 것이다. 따라서 커피는 신경세포 사멸을 중단시키기 위해 싸우는 일을, 치매를 유발하는 당뇨병, 고혈압, 뇌졸중을 줄이기 위한 다양한 책임 있는 일을 지속적으로 수행한다.

연구들은 카페인을 제거했든 하지 않았든 간에, 매일 커피 2~3잔을 규칙적으로 마신 여성들은 뇌졸중 위험이 10~20% 줄어든다는 것을 보여줬다. 커피를 마시지 않는 사람과 비교할 때, 매일 3~4잔 이상의 커피—카페인이 있든 없든—를 마신 사람들에게서 제2형 당뇨병 위험이 약 3분의 1 줄어들었다. 하버드대학 전문가들은 커피는 인슐린 감수성을 향상시킬지도 모른다고 말함으로써, 당뇨병의 극적인 감소를 설명하는 데 도움을 준다.

커피의 주요 향정신성 성분으로는 카페인이 있다. 일부 연구자들에게 카페인은 뇌를 보호하는 커피의 주요 성분이다. 사우스 플로리다대학의 놀라운 연구들은, 커피 5잔의 순수한 카페인 양은 늙은 쥐들의 뇌에서 베타아밀로이드 독소를 제거함으로써 치매로 인한 손상을 예방하고 부분적으로 치료할 수 있다고 시사한다. (67쪽 "카페인을 두려워하지 마라"를 보라.)

생활의 기술: 만약 당신이 커피를 좋아하고 커피도 당신을 좋아한다면, 커피를 즐겨라. 메이요클리닉에 현명한 말이 있다. "대부분의 사람들에게 매일 적당량(2~4잔)의 커피 섭취는 해가 되지 않고 오히려 도움이 되는 것 같다." 만약 당신이 불안증, 심장 부정맥, 특정 위장 문제, 불면증이 있다면, 카페인 있는 커피는 문제를 야기할 수 있다. 만약 당신이 카페인 과민증이 있다면, 몸의 소리에 귀를 기울여라. 만약 불면증 경향이 있다면, 하루 중 일찍 카페인 함유 커피를 마셔라. 만약 임신 중이라면, 카페인을 피하거나 제한하라.

24

'두뇌 보유고'를 만들라

두뇌를 매력적인 많은 것들로 채워라

만약 당신이 젊어서 혹은 늙어서 그리고 그 중간 어느 때이든 지속적으로 뇌에 매우 재미있는 것들을 채운다면, 알츠하이머병에 걸리는 것을 알지 못할 수도 있다. 당신은 알츠하이머병 증상들을 더 오랫동안 단순히 무시할 수 있으며, 마치 그 증상들이 존재하지 않거나 중요하지 않은 것처럼 행동할 수도 있다. PET 검사에서 당신의 뇌가 노인성반 plaques, 신경원섬유 엉킴 neurofibrillary tangles, 다른 쓰레기의 황무지로 보이는 데 신경 쓰지 마라.

그것은 '두뇌 보유고保有庫'로 불리는 개념이다. 뉴욕 컬럼비아대학과 시카고 러시대학 메디컬센터 같은 곳의 저명한 신경과학자들이 그것을 연구했다. 그 이론은 알츠하이머병에 의해 크게 손상된 뇌가 어떻게 기념품으로 가득 찬 머리에 의해, 또는 일생을 통해 뇌가 수집한 '보유고'에 의해 뒤집어지는가에 관한 불합리성을 설명한다. 그 보유고는 교육, 결혼, 사회화, 자극적인 직업, 언어 능력, 풍부한 레저 활동 같은 것들—당신의 뇌가 정상적이지 않을 때 인지적으로 당신을 정상으로 가장假裝하게 유도하는 삶의 경험들—이다.

알츠하이머병에 의해 손상된 뇌를 가졌지만 그것을 드러내지 않고 사는 사람들의 수는 정말 놀랍다. 영국 연구자들에 따르면, 병이 완전히 진행된 노인들의 25%가 인지검사에서 증상을 드러내지 않는다. 미국 연구들에 따르면, 치매 증상이 없는 정상적인 노인의 3분의 1은 실제로는 알츠하이머병 진단이 확실한 뇌 손상을 가진 것으로 발견된다.

놀랍게도, PET 검사에서 뇌가 독성 베타아밀로이드로 구멍이 숭숭 뚫린 것으로 나타나지만, 그런 뇌를 가지고도 인지장애를 거의 혹은 전혀 보이지 않는 사람이 있다. 전문가들은 이런 단절을 병리현상의 발현을 막는, 개인의 큰 두뇌 보유고의 힘 덕분으로 돌린다.

당신은 어린 시절 두뇌 보유고를 만들기 시작하며 일생을 통해 그 일을 계속한다. 두뇌 보유고保有庫의 권위자인, 컬럼비아대학 의대 아코브 스턴Yaakov Stern 박사에 따르면, 그것은 당신 인생경험의 모든 것의 결합을 반영한다. 당신이 뇌에 주는 자극적인 모든 좋은 것들은 더해져 서로 장점을 배가시킨다. 따라서 두뇌 보유고는 고정되지도 정적이지도 않다. 당신은 인생의 어느 때이든 그것을 키우고 강화할 수 있다.

그것은 중단되지 않을 것 같다. 스턴은 지적으로(독서, 게임 하기, 수업 듣기) 혹은 사회적으로(친구, 친척과 시간 보내기) 가장 활동적인 노인은 정신적 사회적으로 덜 활동적인 노인에 비해 치매 위험이 38%나 낮다는 것을 발견했다. 그 주제에 관한 22건의 연구를 검토한 뒤, 호주 연구자들은 큰 두뇌 보유고를 가지면 알츠하이머병으로 진단될 가능성이 46%, 거의 절반이나 줄어든다고 결론 내렸다.

그것은 어떻게 작용하는가? 연구자들은 더 큰 두뇌 보유고를 가진 뇌는 더 효율적일 것이라고 생각한다. 한 연구는 더 나은 뇌 혈류를 더 큰 두뇌 보유고와 연관시켰다. 또한 더 큰 두뇌 보유고를 가진 사람들은 뇌 손상을 보완하는 추가 신경통로를 발전시켰을 것이다. 예를 들면, 정보를 처리할 때에 노인들은 젊은 사람들보다 뇌의 더 많은 영역을 활성화한다. 더 큰 두뇌 보유고를 가진 사람들은 더 큰 신경세포를 가지며, 나이 듦에 따른 뇌 위축이 더 적다.

생활의 기술: 일생 내내 당신의 뇌를 바쁘게 하라. 알츠하이머병 발병이 당신의 뇌를 위축시키더라도, 더 큰 두뇌 보유고를 가지면 당신은 손상을 잘 견뎌 나가게 될 것이다. 그리고 알츠하이머병의 진짜 비극(증상들)을 수년간 혹은 일생 동안 연기하게 될 것이다.

25

성실하라

규율과 책임감을 가지면 알츠하이머병 위험이 줄어든다

성실성으로 알려진 성격적 특성은 자기수양이 된, 목표 지향적인, 세심한, 목적의식 있는, 믿을 수 있는, 정성을 다하는, 조심스러운, 정밀한, 질서 있는, 책임감 있는, 꼼꼼한, 정확한 사람들을 묘사한다. 만약 이 단어들이 당신을 묘사한다면, 반대 속성을 가진 사람들보다 알츠하이머병 위험이 더 낮다고 생각하라.

사실 시카고 러시대학 메디컬센터 연구자들은 성실성 측정검사에서 최고 점수를 받은 남녀 노인들은 최저 점수를 받은 사람들에 비해 12년 후 알츠하이머병이 발병할 가능성이 절반이라는 것을 발견했다. 가장 성실한 사람은 또한 알츠하이머병에 선행하는 가벼운 인지 쇠퇴를 경험할 가능성이 더 낮았다. 성실하다는 것은 알츠하이머병의 노인성반 plaques, 신경원섬유 엉킴 neurofibrillary tangles 같은 뇌 병리 현상 징후에 영향을 미치지 않는다.

그렇다면 성실함의 어떤 것이 알츠하이머병과 싸우는가? 여기에는 이론적 설명들이 있다. 성실함은 알츠하이머병에 대한 저항성을 높이는 것으로 알려진, 사회적, 교육적, 직업 설정 상의 성취와 성공을 촉진하는 데 도움이 된다는 것이다. 성실한 개인들은 또한 인생의 역경에서 더 잘 견디고 더 잘 헤쳐 나간다. 따라서 그들은 노인성 치매 위험을 높이는 경향이 있는 어려움과 만성 심리적 고뇌로부터 더 잘 벗어나는 경향이 있을 것이다.

생활의 기술: 만약 당신이 성실함에 해당되면 기뻐하라. 당신의 뇌가 알츠하이머병에 더 저항성을 갖도록 계속 책임감 있고, 정직하고, 근면 하라. 성실한 사람들도 많이 알츠하이머병에 걸리는 것이 사실이다. 그러나 덜 성실한 생활방식을 따르는 사람보다 인생의 더 늦은 시기에 걸리는 것이 확실하다.

26

뇌에서 구리와 아연을 배제하라

이 두 무기물은 기억력을 훔치고 알츠하이머병을 촉진할 수 있다

　미시건대학 의대 인간유전학과 명예교수 조지 브루어George J. Brewer 박사에 따르면, 50세 이후의 과다한 구리와 아연은 뇌에 축적돼 당신을 기억력 손상과 알츠하이머병에 더 취약하게 만들 수 있다. 그 위협에 관한 놀라운 증거들은 미국화학학회의 <독성학의 화학적 연구 *Chemical Research in Toxicology*>지에 실린 브루어의 최근 보고서에 요약돼 있다.

　실험동물들의 음료수에 단순히 구리와 아연을 추가하는 것만으로도 동물들의 뇌에서 알츠하이머병 형태의 베타아밀로이드 침전물이 증가하고 인지기능이 손상됐다. 또한 구리는 아밀로이드 노인성반plaques 을 제거하는 뇌의 능력을 지연시킨다. 이탈리아 연구들은 알츠하이머병 환자의 혈액 속에 자유 구리가 많을수록, 인지능력은 더 떨어지고 더 빨리 쇠퇴하는 것을 보여줬다. 구리와 아연은 신경세포와 다른 세포들을 죽이는 독성 반응을 야기할 수 있음을 많은 연구들은 확인했다.

가장 무서운 발견들 중 하나는 저명한 알츠하이머병 연구자인, 시카고 러시대학의 마르타 클레어 모리스Martha Clare Morris 박사의 연구에서 나왔다. 그녀는 6년에 걸쳐 남녀 노인 3,700명의 식생활과 인지기능 쇠퇴를 비교했다. 구리를 최대한 섭취하고 포화지방과 트랜스지방을 많이 먹은 사람들은 인지기능이 빠르게 쇠퇴했다. 실제로는 6년 나이를 먹었지만 19년 나이 먹은 사람들에게 전형적으로 나타나는 쇠퇴와 동일했다. 즉, 예상했던 인지쇠퇴 비율의 3배 이상이었다!

특별히 구리는 그것이 풍부한 식품이 아니라 주로 비타민·무기물 보충제에서 나온 것이기 때문에, "놀라운 일이다."라고 브루어는 말한다. 브루어는 구리 결핍은 드물며 보충제 형태의 구리 섭취는 노화하는 뇌를 위험하게 만들 수 있다고 말한다.

잉여 아연은 잘 알려진 뇌 독소이다. 아연 수준이 비정상적으로 높은 사람들은 죽상동맥경화증과 신경퇴화 가능성이 더 높다. 알츠하이머병 환자들은 흔히 아연을 많이 비축하고 있다. 연구들은 킬레이트제(금속과 이온 결합을 하게 하는 약제)로 잉여 아연을 제거하면 치매 진행도 더뎌진다고 시사한다.

생활의 기술: 여기 브루어 박사와 다른 전문가들의 조언이 있다. 만약 당신이 50세 이상 여성이거나 중년 남성이라면, 건강전문가가 권하지 않는 경우 아연보충제를 먹지 마라. 만약 당신이 포화지방이나 트랜스지방이 많은 식품을 섭취한다면, 구리를 함유한 영양보충제를 피하도록 노력하라. 많은 회사들은 구리나 아연을 포함하지 않은 복합비타민제를 제공한다. 당신은 인터넷 검색을 통해 그것을 찾을 수 있다. 육류를 적게 먹어라. 육류는 구리가 풍부하며 이미 헴(헤모글로빈의 색소 부분) 형태의 아연을 흡수해 있다. 구리관管에서 나오

는 음료수를 피하도록 노력하라. 증류된(무기물이 제거된) 물을 사라. 그 물은 구리를 포함해 모든 무기물이 제거된 것이다. 혹은 마실 물과 조리용 물을 정화하기 위해 가정용 정수 필터 시스템을 사용하라. 아연 수준을 낮추는 다른 방법으로 헌혈, 차(아연을 킬레이트 한다), 알파리포산보충제가 있다. (259쪽 "차를 마셔라", 29쪽 "알파리포산과 아세틸엘카르니틴을 고려하라"를 보라.)

27

카레를 먹어라

카레에는 뇌에서 나쁜 노인성반을 없앨 수 있는 성분이 있다

왜 인도는 전 세계에서 알츠하이머병 비율이 가장 낮은 나라들 중 하나인가? 그것은 사실이다. 피츠버그대학의 연구에 따르면, 인도 농촌지역 노인들이 알츠하이머병에 걸릴 가능성은 펜실베니아주 노인들의 4분의 1이라는 것이 드러났다. 한 가지 이론이 있다. 카레는 인도의 주식主食이다. 그리고 카레가루는 노란 오렌지색의 향신료 터메릭을 함유하고 있다. 터메릭은 동물과 사람 모두에게서 기억력 쇠퇴를 지연시키는 것으로 보고된 화합물 커큐민이 가득하다. 한 연구는 카레를 보통 정도 먹은 나이든 아시아인들은 인지검사에서 더 나았다는 것을 보여 주었다. 6개월에 한번 '노란' 카레를 먹는 것만으로도 인지認知향상 혜택이 나타났다.

커큐민을 광범위하게 연구한, 캘리포니아대학 LA 캠퍼스(UCLA) 알츠하이머병연구센터의 저명한 두 연구자 그레고리 콜Gregory Cole 과 샐리 프라우츠키Sally Frautschy 박사는, 커큐민은 실험동물에게서 알츠하이머병을 유도하는 베타아밀로이드의 형성을 차단하는 강력한 소염제와 항산화제라고 말한다. 적은 양의 커큐민을 먹인 쥐들은 정상식사를 한 쥐들에 비해 뇌 노인성반 plaques 이 40% 적었다.

심지어 더 좋은 점이 있다. 아밀로이드 노인성반의 형성을 차단한 것 외에, 커큐민은 현존하는 노인성반을 갉아먹으며 그것의 분해를 촉진한다. 요약하면, 커큐민은 동물의 뇌에서 기존 노인성반을 제거하는 것을 도와, 인지쇠퇴를 늦추고 알츠하이머병을 예방한다. 장기간에 걸친 적은 양의 섭취가 드물게 주어진 많은 양보다 더 효과적이라고 UCLA 연구자들은 언급했다.

다른 UCLA 연구자들은, 커큐민은 비타민 D 와 결합할 때, 뇌에서 베타아밀로이드를 제거하는 면역계 자극에서 훨씬 더 강력할지도 모른다고 말한다. (277 쪽 "비타민 D 를 무시하지 마라"를 보라)

또한 커큐민은 강력한 항암·항비만 특성을 가지고 있다. 그것은 텍사스대학 MD 앤더슨암센터의 연구에서 입증됐다. 구체적으로 커큐민은 인슐린저항성, 고혈당, 혈중 고콜레스테롤—이것들은 비만과 알츠하이머병 모두에 관련돼 있다—을 역전시키는 데 도움이 될 수 있다는 것을 연구들은 보여준다.

인도에서와 마찬가지로 카레가 모든 곳에서 주식이라고 상상해 보라. 우리 모두는 인지쇠퇴와 알츠하이머병에 걸릴 가능성이 더 낮아질 것이다.

생활의 기술: 카레요리를 자주 먹어라. 한 전문가는 일주일에 2~3 번 카레를 먹으라고 권장한다. 하지만 가끔씩 먹는 카레요리도 전혀 먹지 않는 것보다는 낫다. 노란 카레를 선택하라. 노란색은 터메릭과 커큐민의 존재를 의미하기 때문이다. 녹색과 적색 카레는 커큐민이 결여돼 있다. 그리고 카레가 커큐민 흡수를 돕는 지방을 소량 함유하고 있는가를 확인하라.

다른 방법은 터메릭 향신료를 직접 섭취하는 것이다. 당신은 자유롭게 그것을 아시아, 인도, 아프리카 음식들—쌀, 야채, 닭고기, 생선찌개, 볶음요리, 캐서롤(한국 음식의 찌개나 찜 비슷한 요리) 같은 것들—에 첨가할 수 있다.

또 당신은 잘 흡수되지는 않지만 많은 회사들이 파는 커큐민보충제를 원할 수도 있다. UCLA는 임상시험용으로 롱비다Longvida 라는 '희망적인' 알약을 개발했다. 그 알약은 더 쉽게 흡수되며 하루 4g 이하에서는 독성이 없다는 평가를 얻었다. 그 알약은 버듀사이언스사社가 판매허가를 받았으며 온라인 www.longvida.com 에서 구입할 수 있다. 하루 500㎎ 캡슐 2개는 성인에게 적당한 양으로 여겨지나, 더 많은 양은 득보다 손해가 더 많을 수도 있다. 그러나 커큐민보충제가 알츠하이머병 예방에 도움이 될 수 있는가는 아직 확실하지 않다. UCLA의 초기 시험에서 많은 양의 커큐민은 이미 그 병에 걸린 사람들에게 의미 있는 이점을 제공하지 못했다.

28

DASH 식생활을 하라

그것은 기억력검사의 점수를 올릴 수 있다

소위 DASH(Dietary Approaches to Stop Hypertension, 고혈압 퇴치 식이요법)식생활—혈압을 낮추는 데 매우 성공적이었다—은 예상치 못한 보너스를 준다. 유타주립대학 하이디 웬그린 Heidi Wengreen 박사에 따르면, DASH 식생활은 노화하는 당신의 기억력을 북돋운다. 그녀는 11년간 65세 이상 약 3,831명을 대상으로 그들이 얼마나 엄격하게 DASH 식생활을 지키는가에 대한 점수를 매겼다. 동시에 참가자들은 기억력 쇠퇴 비율을 측정하기 위해 정기적으로 표준화된 검사를 받았다. 그 식생활을 가장 철저히 지킨 사람들은 가장 낮은 인지 쇠퇴 비율을 보였다. 반면 그 식생활을 가장 게을리 한 사람들은 기억력 상실 비율이 가장 빨랐다.

DASH 식생활은 혈압을 낮추는 것으로 알려진 식품과 영양소를 소개하기 위해 미국 국립보건원(NIH)이 구체적으로 고안했다. 여기 *하루의* 식이요법이 있다. 곡류 섭취 7~8회분, 과일 4~5회분, 야채 4~5회분, 저지방 유제품 2~3회분, 육류 2회분 이하. 또한 매주 건과류, 콩류, 씨앗류 5 회분도 권장된다. (역주: 곡류 1 회분은 빵 한 조각 또는 밥 반 공기, 과일 1 회분은 사과 한 개 또는 주스 작은 컵 하나, 채소 1 회분은 브로컬리 반 컵 또는 상추 한 컵을 가리킨다.)

연구자들은 DASH 식생활은 지키기가 힘들며, 그 연구에서 아무도 100% 준수하지는 않았다는 점을 인정한다. 연구자들은 기억력 점수에서 가장 이점이 있는 4 개의 식품 그룹을 찾았다. 야채, 도정搗精하지 않은 통곡류, 저지방 유제품, 견과류와 콩류.

영국 연구자들은 또한 야채가 가득한 DASH 식생활의 성공의 주요한 비결을 발견했다. 사탕무, 시금치, 다른 녹색 잎 같은 야채들은 무기물 질산염이 가득하다. 그것은 인체에 의해 산화질소─혈관을 이완시키고 혈압을 낮추는 것으로 잘 알려진 물질─로 전환된다. 고혈압을 가진 사람을 대상으로 한 임상시험에서 DASH 식생활은 수축기 혈압을 11 ㎜ Hg 줄였다. 그것은 당신이 혈압약을 복용할 때 기대할 수 있는 것이다.

생활의 기술: 만약 당신이 DASH 식생활을 철저히 따를 수 없다면, 능력 범위 내에서 그것을 따르라. 연구자들 중 한 사람이 말한 대로, 나이 듦에 따라 알츠하이머병을 예방하고 인지기능을 보전하기 위해 당신이 하는 것들은 누적된다. 아주 작은 것들이 모여 큰 차이를 만든다. 다른 이점은, DASH 식생활 계획은 조언·조리법과 함께 NIH 의 웹사이트에서 무료라는 점이다. www.nhlbi.nih.gov/health/public/heart/hbp/dash/에서 그것을 체크하라.

29

우울증을 극복하라

우울증은 알츠하이머병의 증상이 아니라 위험인자이다

당신의 인지기능은 우울증을 느낌에 따라 과거와는 다르게 작동한다. 이것은 걱정해야 할 일인가? 전문가들은 그렇다고 말한다. 그들은 가벼운 인지장애와 알츠하이머병을 가진 노인들에게 우울증이 공통적이라는 것을 알고 있다. 그러나 우울증이 장애를 유발하는가? 혹은 우울증은 알츠하이머병의 잠복 병리현상의 미묘한 초기 징후인가? 그것은 원인인가, 결과인가?

오랫동안 의사들은 알츠하이머병이 맹위를 떨친 후 증상으로 우울증이 나타났다고 생각했다. 이제 연구는 정반대—우울증은 실제로 당신을 알츠하이머병에 더 잘 걸리게 하는 위험인자라는 것—도 진실이라는 점을 시사한다. 간단히 말해서, 우울증을 피하거나 치료하는 것은 곧 닥칠 뇌 재앙으로부터 당신을 구해줄 수도 있다.

예를 들면, UCLA 연구자들은 가벼운 기억력 문제를 가진, 우울증을 앓는 사람들은 우울증이 없는 사람들에 비해 알츠하이머병에 걸릴 가능성이 더 높다는 것을 발견했다. 우울증이 심할수록 그 가능성은 컸다.

프랑스의 한 연구에서, 정신적 민첩성이 조금 떨어진, 우울증을 가진 여성 노인들은 알츠하이머병으로 발전할 가능성이 2배였다. 게다가 마이애미대학의 새 발견에 따르면, 만약 당신이 우울증이라면, 당신은 더 이른 나이에 알츠하이머병이 발병하기 쉽다.

시카고 소재 러시 알츠하이머병센터의 신경심리학자 로버트 윌슨 Robert S. Wilson 박사는 우울하면 '두뇌 보유고保有庫'—알츠하이머병이 수반하는 병리현상을 견디는 두뇌의 능력—를 약화시킨다는 이론을 제시한다. 그는 우울증은 알츠하이머병에 대한 저항력을 잠식하는 두드러진 방식으로 뇌를 변화시킨다고 간단히 말한다.

분명한 메시지는, 만약 당신이 우울하면, 알츠하이머병이 발병하기 쉽다는 것이다. 특히 만약 당신이 이미 노화성 기억력 문제를 가지고 있다면, 더 이른 나이에 그렇게 되기 쉽다는 것이다.

생활의 기술: 우울증을 방치하지 마라. 만약 당신이 벌써 기억력 문제를 느낀다면, 더욱 그렇다. 항우울제를 포함한 약제, 운동 같은 다른 치료법은 병의 차도를 만들 수 있다. 또 UCLA 연구자들은, 알츠하이머병 치료제 아리셉트(성분명: 도네페질)는 우울증이 있는 사람들에게서, 가벼운 기억력 문제가 알츠하이머병으로 진행되는 것을 의미 있게 늦췄다는 것을 발견했다.

30

당뇨병을 예방하고 관리하라

알츠하이머병은 '뇌의 당뇨병'인가?

10년 전 놀라운 일은 이제 당연한 것으로 여겨진다. 제2형 당뇨병은 당신을 알츠하이머병에 더 취약하게 만든다. 연구들에 따르면, 그것은 당신의 위험성을 2배, 3배로 높일 수 있다. 일찍 당뇨병에 걸릴수록 치매에 걸릴 가능성도 높아진다. 그 연관성이 너무 커서 일부 전문가들은 알츠하이머병을 '뇌의 당뇨병' 또는 '제3형 당뇨병'이라고 말한다.

정확히 당뇨병이 어떻게 알츠하이머병으로 전환되는가는 아직 분명하지 않다. 하지만 중요한 단서는 있다. 두 질병의 원인은 유사한 계보—고혈당과 인슐린 기능부전 외에 비만, 고혈압, 높은 콜레스테롤, 높은 중성지방, 고高지방·고高당분 식생활, 적은 육체활동—를 가지고 있다. 이 모든 것은 다양한 방식—신경세포를 파괴하고, 치매의 독성 씨앗을 퍼뜨리고, 염증과 뇌졸중 위험을 가중시킴으로써—으로 뇌 손상을 야기할 수 있다. 요약하면, 당뇨병은 뇌에 여러 가지 타격을 가할 수 있다.

게다가 당신의 신체는 혈당 조절능력을 점차적으로 상실한다. 따라서 당뇨병이나 기억력 문제가 뚜렷하게 발병하기 오래 전에, 인지하기 힘든 뇌 손상이 발생한다. 진단된 당뇨병환자들의 경우 혈당 통제력이 악화됨에 따라 기억력검사 점수도 떨어진다.

좋은 뉴스가 있다. 혈당을 통제하면 치매를 중단시키는 데 도움이 된다는 것이다. 캘리포니아 오클랜드 소재 카이저 퍼머넌트사社 연구부의 레이첼 휘트머 Rachel Whitmer 박사는 혈당이 떨어짐에 따라 알츠하이머병 위험도 크게 하락한다는 것을 보여주었다. 효과적인 혈당 관리는 치매 예방에 결정적으로 도움이 된다고 그녀는 말한다.

워싱턴대학 의대 정신과 교수 수잔 크래프트 Suzanne Craft 박사는 저低포화지방·저低당분 식생활을 할 경우 인슐린이 정상화돼 당뇨병의 알츠하이머병 진행이 차단되는 것을 발견했다. 그런 식생활에서 알츠하이머병의 지표인, 뇌의 베타아밀로이드 수준은 약 25% 떨어졌다.

운동과 체중감소는 당뇨병의 강력한 해독제라고 예시바대학 앨버트 아인슈타인의대의 한 대규모 연구는 말한다. 일주일에 5일간 하루 30분씩 적당히 강한 육체활동을 해, 체중을 7% 줄인 고高위험군—고혈당과 인슐린저항성을 가진 사람들—은 3년에 걸쳐 당뇨병 가능성이 58%나 크게 줄었다. 그리고 그 전략은 10년 뒤에도 효과적이었다. 60세 이상 그룹에서 효과가 가장 좋아, 연구자들은 당뇨병 예방에 너무 늦은 때는 없다고 말해야 했다.

당뇨병을 이기는 다른 재미있는 방법들이 있다. 지중해식 식생활을 잘 지키면 당뇨병 가능성이 83%나 줄었다. 가는 허리—40~62인치 대비 29~34인치—를 유지하는 남성은 그 위험이 12분의 1로 줄었다. 곡물 섬유소를 많이(하루 17g) 섭취하면 당뇨병 가능성이 27% 줄었다. 치주질환을 치료한 당뇨병환자는 혈당 관리가 향상됐다.

생활의 기술: 당뇨병환자가 되지 않기 위해, 혈당 수준을 낮게 유지하고 인슐린이 저항성을 갖지 않게 하는, 가능한 모든 것을 하라. 저低포화지방·저低당분 식생활, 규칙적인 운동, 정상체중 유지가 매우 중요하다. 만약 당신이 당뇨병환자라면, 같은 것들을 실천하면서 적절한 투약을 하라. 제2형 당뇨병은 알츠하이머병 유행을 예고하는 유행병이 됐다. 하지만 식생활·생활방식의 변화와 의학적 치료를 통해, 당신이 두 질병 치료에 도움이 될 수 있다는 증거는 명백하다. (또한 166쪽 "인슐린을 정상으로 유지하라"와 63쪽 "간이 혈당검사를 받아라"를 보라.)

31

올바른 진단을 받아라

그렇지 않다면, 지금 당신은 그것을 알 필요가 있다

노인이 알츠하이머병이나 단지 노령의 기억력 문제를 가지고 있다고 너무 성급하게 추정하는 것은, 진짜 원인을 치료하지 않고 방치함으로써 비극이 될 수 있다. 대중적인 알츠하이머병 열람실 블로그에 한 사례가 있다. "내 아버지의 내과전문의는 작년 아버지를 알츠하이머병으로 진단했다. (그때 아버지의 나이는 80세였다.) 그리고 그에게 전혀 도움이 되지 않을 것 같은 약을 처방했다. 내가 아버지를 신경과전문의에게 데려가서야, 우리는 아버지에게 양성 뇌종양이 있다는 것을 알았다."

혼란스러운 기억력, 혼동, 성격과 기분의 변화, 균형감 상실, 그리고 알츠하이머병을 닮은 다른 변화들은 치료할 수 있는 많은 조건들에 의해 유발될 수 있다. 여기에는 노인에게 흔한 비타민 B_{12} 결핍증, 뇌막염 또는 뇌염 같은 뇌 감염, 머리 부상, 우울증, 약물 부작용, 혈관성 치매, 갑상선 이상, 심지어 셀리악병—흔히 밀 알레르기라고 불린다—이 포함된다. 셀리악병은 노년층에서 발견이 증가하고 있다.

(72 쪽 "셀리악병을 조심하라"를 보라.)

실제로 알츠하이머병의 첫 진단은 20~30%가 당시 오진으로 판명된다고 듀크대학 메디컬센터 생물정신의학 책임자이자 <알츠하이머병 행동 계획 The Alzheimer's Action Plan>의 저자인 무랄리 도라이스와미 Murali Doraiswamy 박사는 말한다.

의사들, 특히 신경과전문의들과 노인병의학 전문가들은 점진적 뇌퇴행인 알츠하이머병을 일시적이며 고칠 수 있는 상태—노화하는 정신을 혼란스럽게 하는 것—와 구분하는 데 도움 되는, 뇌 스캔을 포함한 더 새로운 검사를 시행한다.

아직 부검이 유일하고 절대적인 확진이지만, 이제 전문가들은 심리신경학적 시험과 검사, 기본 혈액검사, MRI 와 PET(양전자단층촬영) 뇌 영상화映像化를 사용해 알츠하이머병을 약 90%까지 정확하게 진단할 수 있다고 말한다. 만약 그렇지 않다면, 당신은 지금 그것을 알아서 너무 늦기 전에 적절한 치료를 받을 필요가 있다. 만약 되돌릴 수 없는 손실을 예방할 수 있었음에도 단지 '알츠하이머병(?)'의 가면을 벗길 시간을 갖지 못했기 때문에 그렇게 하지 못했다면, 나중에 당신은 어떤 느낌이 들겠는가?

생활의 기술: 만약 알츠하이머병이 의심된다면, 최신 검사를 할 수 있고 뇌 질환 진료경험이 있는 신경과전문의—노인병의학 전문가가 권장된다—에게 상담하라. 망설이지 말고 1 차 진료 의사에게 노인병의학 전문가를 추천해달라고 요청하라. 의료의 현명한 이용을 위해서는 2 차 의견을 구하는 것이 권장된다. 만약 당신이 의대 근처에 산다면, 그곳에 알츠하이머병 전문가나 노인병의학과가 있는가를 확인하라. 이제 대부분의 병원들은 의료진에 노인병의학 전문가를 두고 있다.

32

알츠하이머병의 초기 징후를 알라

놀랍게도 기억력은 첫 희생자가 아니다

정상적인 노화가 언제 비정상이 되는가? 당신의 뇌가 알츠하이머병으로 바뀌고 있을지도 모를, 가장 초기에 인식 가능한 행동 징후는 무엇인가? 통상적인 대답은 당신의 기억력이 문제를 일으키기 시작할 때이다. 그러나 워싱턴대학과 캔자스대학의 30년간의 중요한 합동연구에 따르면, 기억력 문제는 첫 번째 단서가 아니다.

기억력 문제가 나타나기 1~2년 전에, 알츠하이머병으로 진단되기 3년 전에, 공간 시각적 능력이 퇴화하기 시작한다고 그 연구는 결론 내렸다. 당신은 '거리 지각知覺'에서 쇠퇴를 알게 될 수도 있다고 워싱턴대학 의대 신경과 조교수인 연구책임자 제임스 갤빈James Galvin은 말한다. 당신은 물 한 잔을 잡기 위해 손을 뻗었으나 실패한다. 혹은 당신은 볼을 치기 위해 테니스 라켓이나 골프 클럽을 잘 갖다 댈 수 없다. 주차가 더 어려운 것 같다. 거리를 걸어서 가로지를 때 거리를 잘못 판단한다. 조각그림 맞추기와 지도 읽기가 더 혼란스럽고 절망스럽다.

또 갤빈은 정신적 실수 또는 '깜박깜박함'—당신이 일련의 생각을 일시적으로 놓치게 되는 것—은 알츠하이머병 발병의 징후가 될 수 있다는 것을 발견했다. 그 같은 사건들은 '정신적 동요動搖'라고 불리는데, 낮에 과도하게 졸리는 것, 오랫동안 공간을 응시하는 것, 비조직적 혹은 비논리적 사고를 포함한다. '깜박깜박함'을 겪는 사람이 모두 치매 직전에 있는 것은 아니라고 갤빈은 말한다. 그러나 그는 정신적 동요를 자주 경험하는 노인은 알츠하이머병으로 진단될 가능성이 4.6배로 높다고 확인했다.

후각嗅覺 상실도 초기 단서가 될 수 있다. 시카고 러시대학 메디컬센터 연구에 따르면, 정향, 레몬, 파인애플, 담배연기 등 냄새의 원천을 파악하는 데 곤란을 겪는 노인들은, 알츠하이머병으로 귀결되는 경증 기억력 문제를 야기할 가능성이 정상 후각을 가진 사람들보다 50% 더 크다.

덧붙여 후각이 줄어드는 사람들은 기억력 장애가 전혀 없음에도 독성 베타아밀로이드가 증가했다는 것을 뇌 스캔은 보여주었다.

존스홉킨스대학 전문가들에 따르면, 초기 알츠하이머병의 다른 징후는 같은 질문을 되풀이하는 것, 적절한 단어를 찾는 데 어려움을 겪는 것, 물건을 이상한 장소에 놓는 것(열쇠를 냉장고 안에 넣어두는 것처럼), 평소답지 않은 행동, 판단 실수, 암산과 돈 다루기의 어려움, 무감각하거나 내향적이 되는 것이다.

생활의 기술: 확실하게 기억력 문제에 주의하라. 그것은 알츠하이머병의 전형적인 경고성 징후이다. (194쪽 "기억력 문제를 인식하라"를 보라.) 질병 진행 같은 더 심각한 징후들뿐 아니라 공간 시각적 능력의 쇠퇴, 정신적 동요, 후각 쇠퇴를 포함한 기억력 상실 전前 징후들을 조심하라. 당신의 의사에게 불안감을 알려라. 그러면 의사는

추가검사들—아마 훨씬 복잡한 여러 가지 뇌 스캔—을 추천할 수 있을 것이다. 갤빈은 알츠하이머병으로 가는 도로 표지를 일찍 발견할수록, 생활습관 변화와 투약을 포함해 더 성공적인 개입이 가능하다고 말한다. 연구의 초점은 알츠하이머병을 조기에, 가능하다면 기억력이 되돌릴 수 없을 정도로 손상되기 전에 발견하는 것이다.

33

느긋하고 낙관적이 되라

정신적 고뇌·걱정은 건망증과 치매를 낳는다

당신은 쉽게 화를 내는가, 조용하고 여유 있는가? 부끄럽고 불안한가, 사교적이고 외향적인가? 침울하고 걱정을 많이 하는가, 희망적이고 거의 우울하지 않는가? 낙관적인가, 비관적인가? 아마 당신은 어떤 성격 특성이 당신의 뇌를 더 즐겁게 만들지 추측할 수 있을 것이다.

맞다, 적극적이고 외향적이고 느긋하고 여유 있는 매너를 가진 사람들은 나이 듦에 따라 기억력 손상과 치매에 직면할 가능성이 낮다. 실제로 스웨덴 카롤린스카연구소가 노인 500여 명을 대상으로 한 연구에서, 낙천적이며 외향적인 사람은 걱정 많은 비관론자에 비해 알츠하이머병 발병 가능성이 50% 낮았다.

시카고 러시대학 메디컬센터의 로버트 윌슨Robert S. Wilson 박사와 동료들은, 장기간의 수도사修道士 건강조사에 참여한 남녀 노인들을 대상으로 한 연구에서 비슷한 치매의 성격 예측인자들을 찾아냈다. 가톨릭 성직자들 중에서 만성적인 정신적 고뇌와 부정적 감정을 겪을 가능성이 매우 높은 사람들은, 정신적 고뇌의 가능성이 낮은 사람들에 비해 알츠하이머병 발병 가능성이 2배였다. 가장 놀라운 것은 정신적 고뇌의 경향성을 보인 사람들은 더 태평스러운 사람들에 비해 일화逸話 기억─단어의 목록이나 이야기의 상세 내용을 기억해 내는 능력─이 10배나 빨리 쇠퇴했다는 것이다.

게다가 만성적인 정신적 고뇌(심리학적 용어로 '신경질적 성질 neuroticism')는 누가 '가벼운 인지장애'─정상과 치매 사이의 전환기적 단계─로 발전할 것인가를 예측한다는 것을 연구자들은 발견했다. 정신적 고뇌의 경향성이 높은 남녀는 그런 성격 특성을 가지지 않은 사람들에 비해 인지認知 손상의 위험한 회색 지대로 빠져들 가능성이 약 40%나 높았다.

특별히 흥미로운 것은, 심리학적 고뇌의 경향성이 높아 알츠하이머병 위험이 증가한 사람들이 그 병의 특징인 전형적인 뇌 노인성반과 신경원섬유 엉킴을 가지고 있지 않았다는 점이다. 따라서 심리학적 고뇌가 어떻게 개인을 기억력 손상과 알츠하이머병 증상에 취약하게 만드는가는 미스터리라고 정신적 고뇌 연구의 공저자인 러시대학 데이비드 베넷David Bennett 박사는 말한다. 그는 알츠하이머병의 임상 증상을 가진 사람들의 90%는 그 병에서 두드러진, 심한 뇌 병리현상을 가지고 있다고 언급한다. 그러나 심리학적 고뇌의 경우에서는 그렇지 않다. 여기에는 우리가 아직 발견하지 못한 다른 어떤 것이 작용하고 있다고 베넷은 말한다.

생활의 기술: 비록 윌슨은 성격 특성은 일생을 통해 지속된다고 말하지만, 조바심, 사소한 좌절에 화내는 것, 스트레스 받고 우울해지는 것은 노화하는 뇌에 손상을 줄 수 있다는 것을 인식하는 것이 도움이 될 수 있을 것이다. 사소한 일에 노심초사 하지 않도록 노력하라. 낙

천적이 되라. 마음을 고요하고 평화롭게 만드는 명상이나 다른 것들을 하라. 육체적으로 활동적이 되라. 최근 스코틀랜드의 한 연구에서, 일주일에 불충분하지만 20분이라도 운동, 가사, 정원 가꾸기, 걷기를 포함해 어떤 종류든 육체활동을 하는 것은 정신적 고뇌와 불안을 줄였다. 연구 참여자들이 육체활동을 더 많이 할수록, 심리학적 고뇌의 가능성은 더 낮았다. 운동은 가장 강력해 그 위험을 33%나 줄였다.

만약 당신이 만성적으로 우울하다면, 항우울제나 다른 투약, 심리치료에 관해 당신 의사에게 이야기 하라. 그것들은 정신적 고뇌나 우울증에서 기인하는 인지문제를 예방하거나 줄이는 데 도움을 줄 수 있을 것이라고 윌슨은 말한다.

34

고등교육을 받아라

그것은 기억력 쇠퇴에 대한 방어력을 강화한다

    알츠하이머병을 유발할 수 있는 비슷한 뇌 변화를 가진 두 노인이 있다고 가정하자. 만약 내기를 한다면 학교에 더 오래 있은 사람을 선택하라. 실제로 그런 사람이 알츠하이머병 증상을 발현시킬 가능성이 낮다. 수많은 연구들은 공교육을 많이 받을수록, 당신의 뇌는 알츠하이머병의 병리적 맹공猛攻을 잘 견딜 수 있다는 것을 보여준다.

    가장 주목할 만한 연구들 중 하나는 워싱턴대학 의대의 저명한 알츠하이머병 연구자 존 모리스John C. Morris 박사가 수행한 것이다. 그는 살아 있는 뇌에서 알츠하이머병 병리현상을 의미하는 독성 베타 아밀로이드의 침전 정도를 보기 위해 PET(양전자단층촬영) 스캔을 사용했다. 또 그는 알츠하이머병 증상들에 관해 대상자들을 검사하고 그들이 학교를 다닌 햇수를 언급했다. 교육의 혜택은 놀라웠다. 아밀로이드 노인성반을 가진 사람들 중에서, 교육 햇수가 많을수록 기억력은 적게 손상됐다. 교육을 16년 이상 받은 사람들은 인지검사에서 가장 높은 점수를 기록했다. 다음으로 높은 점수는 13~16년 교육

받은 사람들이었으며 고등학교 졸업자와 중퇴자는 그 다음이었다.

고등교육은 유전자도 이긴다. 독일 연구들은 교육이 ApoE4 유전자 민감성을 가진 사람들에게서 알츠하이머병 발병을 지연시킬 수 있다는 것을 보여줬다. 심지어 동일한 유전자를 가진 쌍둥이들 사이에서도 교육을 더 받은 사람은 알츠하이머병 증상의 발현 가능성이 더 낮다.

왜 고등교육이 뇌를 인지쇠퇴와 알츠하이머병에 더 저항력을 갖게 만드는가에 관해서는 여러 이론들이 있다. 대학은 집중, 초점, 독서, 그리고 더 좋은 결합을 형성하도록 뇌세포를 자극할 수 있는 다른 정신적 활동들을 권장한다. 또는 아마도 고등교육은 나이 듦에 따라 쇠퇴하는 기억력을 보상하는 좋은 방법들을 강화할 것이다. 어쨌든 사실은 남는다. 고등교육을 받은 사람들은 뇌 손상에 오랫동안 잘 대처하며, 그 심각성을 줄이고, 알츠하이머병의 증상 발현을 지연시킨다고 전문가들은 말한다.

더구나 학교에서 공부를 잘 하면 뇌 보호에 더 도움이 될 수 있을 것이다. 샌프란시스코 캘리포니아대학의 연구는 성적이 '평균 이하'였다고 말한 노인들이 알츠하이머병에 걸릴 가능성은 '평균'이었다고 말한 노인들의 4배였다는 것을 발견했다. 그러나 '평균 이상'의 성적은 단지 '평균'보다 뇌 보호를 더 강화하지는 못했다.

생활의 기술: 만약 당신이 대학에(그리고 그 이상으로) 갈 수 있다면, 그렇게 하라는 것은 명확하다. 그 경험은 당신의 삶을 직업적, 사회적, 감정적, 지적으로 풍요롭게 할 가능성이 크기 때문이다. 알츠하이머병 예방은 예상하지 못한 보너스이다. 그리고 만약 당신이 젊어서 고등교육을 받지 않았다면, 성인교육 받는 것을 고려하라. 직업적으로 계속 공부하고 레저시간의 지적 활동에 참가하라. (197쪽 "정

신적 활동성을 유지하라"를 보라.) 이 모든 것들은 당신의 두뇌 보유고에, 이에 따라 알츠하이머병에 대한 당신의 저항성에 보탬이 될 수 있다.

35

환경독소를 피하라

일상의 독소들은 당신의 알츠하이머병 가능성을 높일 수 있다

일생 동안 당신이 얼마나 많은 독성 환경물질들을 흡입·소화·흡수하는가를 생각해보라. 대기오염, 담배연기, 연소가스, 살충제, 청정제, 알루미늄, 납, 폴리염화비페닐 물질, 철, 수은. 살충제나 금속처럼 이것들 중 많은 것들은 신경독소이다. 다른 것들은 뇌 조직을 파괴하는 염증과 산화적酸化的 손상을 촉발시킨다.

물론 전문가들은 환경독소에 만성적으로 노출되는 것은 노화성老化性 기억력 손상과 치매 위험을 증가시킬 수 있다고 말한다. 듀크대학의 최근 연구는 직업적으로 살충제에 노출된 사람들은 노출되지 않은 노동자들에 비해 알츠하이머병이 발병할 가능성이 42%나 높다는 것을 발견했다. 독성 화학물질들은 치매 유발에서 유전자보다 훨씬 더 강력하다고 애리조나주 배너선건강연구소 연구자들은 말한다. 최근 그들은 둘 다 화학기사로 70대 후반에 사망한 남성 일란성쌍생아의 뇌 조직을 시험했다. 연구자들은 "그들의 뇌는 더 이상 다르게 보일 수가 없을 정도로 달랐다."라고 보고했다. 한 명은 광범위한 살충제

작업을 했으며 16년간 알츠하이머병으로 투병한 끝에 사망했다. 그는 알츠하이머병에 전형적인 노인성반 plaques 과 신경원섬유 엉킴 neurofibrillary tangles 에 의해 구멍이 숭숭 뚫린 뇌를 가지고 있었다. 다른 한 명은 독성 화학물질 작업을 하지 않았다. 그는 병이 전혀 없는 뇌를 가지고 정신이 또렷한 상태에서 사망했다. 결론은 다음과 같다. 두 남성은 동일한 유전자를 가졌으며 같은 햇수의 교육을 받았고 놀랄 정도로 비슷한 삶을 살았기 때문에, 한 사람이 알츠하이머병의 희생자가 된 것은 살충제가 결정적 요인이었다.

'건강한 노화에 대한 환경의 위협'이라는 제목의 2008년 보고서에는 다른 충격적인 사실들이 있다. 이 연구는 '사회적 책임을 위한 위대한 보스턴 의사들'과 함께 수행됐다. 대기오염이 심한 도시에 사는 사람들은 대기가 깨끗한 도시에 사는 사람들에 비해 알츠하이머병 형태의 뇌 손상이 더 많았다. 소량의 알루미늄을 먹인 실험쥐들은 노화성 기억력 상실이 더 많았다. 살충제를 사용한 정원사와 농부들은 가벼운 인지기능 부전不全 위험이 증가했다. 1,000명 중에서 다양한 환경독소에 노출된 이력이 있는 사람들은 정상적인 경우의 예상보다 10년 더 빨리 인지쇠퇴가 시작됐다.

이 흐릿한 그림을 밝게 만드는 것은, 더 많은 '두뇌 보유고保有庫'에 의해 보강된 뇌는 손상에 대해 더 큰 저항성을 갖는다는 매력적인 발견이다. 볼티모어 소재 직업·환경신경학센터의 신경과전문의 마르기트 블리커 Margit L. Bleecker 박사에 따르면, 동일한 혈중 납 농도를 가진 용광로 노동자들 중 일부는 기억력, 주의력, 집중력검사에서 2.5배 높은 점수를 받았다. 결정적인 차별 요인은 독성 납에 의한 정신적 손상 가능성이 낮은 남성은 더 높은 독서 점수에서 나타나는 것처럼, 더 큰 두뇌 보유고를 가지고 있었다는 것이다. (87쪽 "두뇌 보유고를 만들라"를 보라.)

생활의 기술: 인정하건대, 환경을 깨끗이 하는 것은 모든 사람이 지지할 가치가 있는 공적 책임이다. 개인적 차원에서는 중금속, 살충제, 다른 의심되는 신경독소들에 대한 노출을 피하도록 각별히 노력하라. 샌프란시스코 캘리포니아대학은 몇 가지를 제안한다. 살충제를 사용하지 마라. 설치류와 벌레를 통제하기 위해 스프레이나 가루, 분무기 대신 미끼나 덫을 사용하라. 비非독성 청결 제품을 사용하라. 전자레인지 안에는 플라스틱 통 대신 유리를 사용하라. 당신의 옷은 드라이클리닝 대신 세탁을 하라. 또는 드라이클리닝 하는 사람에게 물세탁을 요청하라. 당신이 환경독소들에 더 일찍, 더 오래 노출될수록, 살면서 뇌 문제의 위험은 더 커진다.

36

에스트로겐의 증거를 알라

에스트로겐의 치매 차단 여부는 언제 어떻게 투약하는가에 달려 있을 것이다

알츠하이머병 환자의 68%는 여성이다. 왜 남성보다 여성이 더 많이 알츠하이머병에 걸리는가? 한 가지 가능성 있는 이유는 여성이 더 오래 살기 때문이다. 그러나 그것이 이야기의 전부는 아닐 것이다. 여성은 인생의 중간―전형적으로 51 살―에 에스트로겐 호르몬의 보호를 상실하기 때문에, 알츠하이머병은 우선적으로 여성을 대상으로 할 수 있다.

현명한 해결책은 에스트로겐을 대체하는 것일 것이다. 그것은 2002 년까지 여성이 통상적으로 했던 것이다. 그 해에 미국 국립보건원(NIH)의 한 대규모 연구―연구명 '여성건강계획'―는 65 세 이후 에스트로겐을 투약하기 시작한 여성들에게서 더 많은 심장 문제, 뇌졸중, 유방암, 치매의 발병을 보고했다. 그것은 수백만 명의 여성들이 그 호르몬제 투약을 중단케 한 충격적인 일이었다.

주도적 연구자인, 피닉스 소재 크로노스장수연구소의 미첼 하먼 Mitchell Harman 박사는 에스트로겐을 포기하는 것은 비극적 결과를 초래할지도 모른다고 믿는다. 그는 노화하는 뇌에 미치는 에스트로겐의 혜택을 보여주는 광범위한 증거들을 지적한다. 여러 가지 가운데서, 에스트로겐은 새 신경세포의 성장을 자극한다. 또 정보전달에서 중요한 역할을 하는 수상돌기樹狀突起와 신경세포 접합부를 강화한다. 기억과 기분을 조절하는 신경전달물질 수준을 높인다. 그리고 뇌 순환을 향상시킨다.

에스트로겐은 '신경을 보호하는' 것이 확실하다. 폐경기에 이 호르몬의 갑작스러운 감소는 "여성의 인지認知 노화가 가속화되는 데 큰 책임이 있다."라고 하먼은 선언한다. 그는 NIH가 자금 지원을 하는, 갓 폐경을 시작한 여성들에 대한 에스트로겐의 효과에 관한 중요한 새 연구를 이끌고 있다. 그는 에스트로겐이 폐경기와 폐경기 이후 여성들에게서 인지와 기분을 향상시키며, 기억력 문제를 감소시키는 것을 보여주는 10여 개의 연구를 언급한다.

그러나 비판적 이슈—여성이 에스트로겐 대체요법을 시작하는 나이—가 때를 맞춰 등장한 것 같다. 처음 NIH 연구는 여성이 너무 늦게 즉, 이미 동맥과 뇌에 병이 생겼거나 알츠하이머병이 발병했을 때에 에스트로겐을 투약하기 때문에 폐해를 보였다고 하먼은 말한다. 늙은 인체에 에스트로겐을 재투약한 것은 상황을 어느 정도 악화시켰다.

시험관 연구들에서, 이미 베타아밀로이드에 의해 손상된 뇌세포에 에스트로겐을 첨가하자 신경세포 사망이 촉진되는 것으로 나타났다. 대조적으로, 건강한 뇌세포에 먼저 에스트로겐을 충분히 주입한 다음 베타아밀로이드를 추가하면 세포의 생존이 촉진된다. 따라서 50대 초반에 에스트로겐 복용을 시작하면, 당신의 뇌에 도움이 될 수 있다. 그러나 5~10년 혹은 20년 뒤 즉, 60대나 70대에 시작하는 것은 해로울 수 있다.

에스트로겐 대체제의 우선적 형태는 에스트라디올이다. '여성건강계획' 연구에 사용된, 한때 유행한 말 소변 추출물 형태가 아니다. 에스트라디올은 식물에 기초한 것이며, 여성이 폐경 전까지 생산하는 에스트로겐의 주요 형태인 인간 에스트라디올과 동일하다. 또 에스트로겐을 투약하는 방법으로는 알약 형태로 먹는 것보다 피부에 붙이는 패치가 점점 더 선호된다. 하먼은 임상시험에서 두 가지 방법을 다 시험하고 있다. 패치로부터 얻는 천연 에스트로겐이 효과를 극대화하고 부작용을 극소화할 것으로 기대된다.

생활의 기술: 하먼이 말하듯, 에스트로겐 대체제는 당신의 뇌뿐 아니라 노화하는 뼈와 심장을 구하는 데 도움이 될 것이다. 여기에 그의 조언이 있다. 에스트로겐은 폐경 시에 즉각 투약을 시작하라. 그리고 만약 당신의 의료 여건상 부득이하지 않는다면, 무기한 투약을 계속하라. 양은 얼마나? 하먼은 저용량의 경피經皮 에스트로겐(예를 들면, 50mcg 패치)이어야 한다고 말한다. 만약 당신이 폐경 후 5년이 지났음에도 에스트로겐 투약을 하지 않았다면, 시작하지 마라. 만약 당신이 폐경 시에 혹은 조금 늦게 에스트로겐 투약을 시작했다가 5년 이상 투약을 중단했다면, 다시 시작하지 마라. 그렇게 투약을 시작하면, 뇌졸중과 심장질환뿐 아니라 치매와 알츠하이머병을 재촉하게 될지도 모른다. 물론 에스트로겐 대체제가 당신에게 이로운가를 결정하는 데 도움이 될 수 있는 개인적 이슈에 관해 항상 주치의와 상의하라.

37

운동을 즐겨라

운동은 노화하는 뇌세포의 성장 촉진제와 같다

어바인 소재 캘리포니아대학 뇌노화·치매연구소 책임자인 칼 코트먼Carl Cotman 박사는 쥐들의 뇌 스캔을 본 직후, 테니스를 하기로 결정했다. 어떻게 그가 활동적인 형태의 운동을 (적어도) 시작하지 않을 수 있었겠는가? 그의 쥐 실험결과는 놀라웠다. 그는 일주일간 매일 밤 쥐가 운동하도록 달리기용 쳇바퀴를 설치했다. 그는 운동하는 쥐들이 운동하지 않은 쥐들에 비해 기억력과 학습검사에서 더 뛰어나다는 데에 놀라지 않았다. 그러나 그는 운동이 생각할 수 없는 일을 한다는 것을 보여주는, 쥐들의 뇌 스캔에 충격을 받았다. 운동은 해마—기억을 처리하는 부위로 알츠하이머병의 표적이 된다—에서 뇌유래신경성장인자(BNDF)의 수준을 상승시켰다. 쥐들이 더 오래 달릴수록 뇌는 더 많은 BNDF를 만들어냈다.

BNDF는 뇌세포에서 촉진제처럼 작용하기 때문에 이런 사실은 중요하다. BNDF는 학습 과정에서 '가장 중요한 분자分子'로 불린다. 그것은 새로운 뇌세포의 성장과 생존을 촉진한다. 배양접시에서 신경세포에 BNDF를 부으면, 세포들의 수상돌기樹狀突起와 신경세포 접합부가 더 볼록해지고 성장해, 새 정보전달 통로를 구축한다. 그것은 노화하는 뇌에게는 결정적으로 중요하다. 만약 기능부전이 되어 죽어가는 신경세포들에서 정보전달 단절을 예방—정확히 BNDF가 하는 일이다—할 수 있다면, 인지쇠퇴와 알츠하이머병을 극복하는 데 도움이 될 수 있다고 전문가들은 말한다.

우리는 나이 듦에 따라 BNDF가 감소한다. 그것이 더 낮아질수록, 우리의 기억력검사 점수는 더 낮아지고, 인지쇠퇴 속도는 더 빨라진다. 알츠하이머병 환자들은 증상이 나타나기 훨씬 전에 BNDF가 매우 낮았다. 가벼운 인지장애를 가진 사람들도 그랬다. BNDF 감소는 알츠하이머병을 유발하는 해마 위축으로 연결된다. 늙은 동물들에게 BNDF나 그와 유사한 분자들을 주입하면, 그들의 학습 비율이 증가하며 세포의 퇴화·사망이 예방·역전된다.

코트먼의 선구적 연구는, 신경 퇴화, 기억력 쇠퇴, 알츠하이머병 예방을 위해 많이 요구되는 BNDF를 노화하는 우리 뇌에 공급하는 쉬운 방법을 찾아냈다. 운동. 더 많은 것이 있다. 임상시험을 포함해 많은 연구들은, 노인에게서 뇌 기능을 향상시켜 결국 인지認知를 개선하는 운동의 특별한 힘을 입증했다. 과학자들은 뇌 스캔을 통해, 어떻게 운동이 뇌로 가는 혈류를 실제적으로 증가시키고 신경 생성을 촉진하는가, 또 구체적 인지認知 통제센터에 회백질부를 추가하는가를 볼 수 있다. (57쪽 "뇌를 더 키워라"를 보라.) 운동은 또한 우울증과 스트레스를 줄이며(코르티솔 호르몬 수준을 낮춘다) 당뇨병, 고혈압, 비만, 막힌 혈관, 인슐린저항성—이것들은 모두 노화성 인지장애, 알츠하이머병과 관련돼 있다—과 싸운다. *한 가지 중요한 것이 있다. 대부분의 연구들에 따르면, 심폐 단련으로 귀결되는 유산소운동은 무산소 육체 활동보다 더 많은 인지상 이점을 가져다 준다. 저항성 운동(근육 강*

화)을 추가하면 인지상 이점이 훨씬 더 많아진다.

생활의 기술: 운동을 인지 부전不全과 치매로부터 당신의 뇌를 보호하는 전략의 초석礎石으로 삼아라. 구체적으로, 일주일에 3회 한 시간씩 또는 일주일에 30분씩 5일간 적당한 유산소운동—일정 시간 동안 지속적으로 당신의 심폐를 펌프질하게 하는 활동—을 하라. 또한 당신은 10분간의 유산소 활동을 하루에 세 차례 할 수 있다. 그것은 30분 동안 계속한 것과 같은 효과를 낸다고 전문가들은 말한다. 당신이 진정으로 즐길 수 있는 운동을 찾아라. 활발하게 걷는 것은 간단하고, 쉽고, 증명된 것이다. (283쪽 "걸어라, 걸어라, 걸어라"를 보라.) BNDF와 인지기능을 촉진하는 것으로 예상되는 다른 유산소 활동·운동에는 테니스, 수영, 수중 에어로빅, 미용체조, 조깅, 줄넘기, 자전거타기가 포함된다.

격려, 운동 요령, 조언을 얻기 위해 미국 스포츠의학회 웹사이트 www.acsm.org를 방문하라('일반 대중을 위한 자료'를 클릭하라). 그리고 미국 피트니스·운동 담당 대통령자문위원회 www.fitness.gov를 방문하라.

또한 하버드의대 의사들이 쓴, 우수한 책 2권을 당신의 독서목록에 추가하라. 존 레이티 John J. Ratey 의 <스파크: 운동의 혁명적 신과학과 두뇌 Spark: The Revolutionary New Science of Exercise and the Brain>—그의 메시지는 '근육과 마찬가지로, 두뇌는 사용하면 자라고 활동하지 않으면 시든다'는 것이다—와, '심心대사성 운동(CME)'을 발전시킨 하비 시몬 Harvey B. Simon 의 <땀 흘리지 않는 운동 계획 The No Sweat Exercise Plan>이다. 이 책들은 오락 스포츠, 몸매 관리 운동, 걷기, 집 주위의 일—세차, 진공청소기를 이용한 청소, 잔디 관리 등—을 포함한 다양한 형태의 육체활동 시스템을 알려준다.

38

외향적인 사람이 되라

뇌는 사교를 좋아한다

여기에 당신의 인지認知기능을 측정하는 정말로 기이한 방법이 하나 있다. 자신에게 얼마나 자주 사교행사에 가는가를 물어보라. 하루 한 번? 일주일에 여러 번? 1년에 여러 번? 1년에 한 번? 그런데 당신은 좋은 사회 지지支持 시스템을 가지고 있는가? 당신의 친구·가족 네트워크는 얼마나 큰가? 그것은 러시대학 의대 연구자들이 시카고 노인 838명에게 물어본 것이다. 그 아이디어는 그들의 '사회적 참여' 수준을 발견해, 그것이 그들의 인지기능과 얼마나 어울리는가를 보는 것이다.

당신이 자주 사교하기를 바란다. 그 대답은 명쾌하다. 그 시카고 연구에서 바쁜 사교활동은 전반적으로 나은 인지능력을 의미했다. 기억력과 사고思考검사에서 더 높은 점수를 받은 사람들은 '더 자주' 레스토랑과 스포츠 행사에 갔으며, 빙고게임을 했고, 당일치기 여행을 했으며, 무보수 공동체 활동이나 자원봉사를 했고, 친지와 친구들을 방문했으며, 교회나 종교 봉사활동에 참여했고, 노인센터나 카드게임 클럽, 해외참전향군회, 가톨릭 우애공제회 또는 비슷한 집단들에 참가했다. 간단히 말해서, 그들은 헌신적으로 외향적인 사람들이었다.

정신적으로 높은 기능을 가진 집단은 또한 좋은 사회적 지지 시스템—"내가 곤경에 처했을 때 곁에 있는 특별한 한 사람"을 포함해, 그들이 의지할 수 있는 친구들—을 가지고 있었다고 말했다.

분명한 메시지는 사교적이 되면 더 좋은 뇌가 만들어진다는 것이다. 어떤 것이든 사교활동 참여는 뇌 기능의 매우 강력한 촉진제이다.

생활의 기술: 만약 당신이 선천적으로 외향적—사교활동이 활발하며 다른 사람들과 연결되는 것—이라면, 그것을 유지하라. 만약 그렇지 않다면, 사교활동을 더 활발하게 하라. 각 사회활동과 인간적 상호작용이 인지認知점수를 쌓는다는 것을 알 때에, 어떻게 당신은 항산화제 복용과 운동을 좋아하지 않을 수 있겠는가? 따라서 어떤 것이든 참여하라. 파티에 가라. 파티를 열어라. 극장, 콘서트, 정치모임에 가라. 외식하러 가라. 저녁식사에 사람들을 초대하라. 수영클럽, 브리지클럽, 댄스클럽, 독서토론 클럽에 가입하라. 당신의 상상력을 사용하라. "어떤 종류든 사교활동이 중요하다."라고 러시대학 메디컬센터의 주도적 연구자 로버트 윌슨Robert S. Wilson 박사는 말한다.

39

눈을 체크하라

시력 문제의 치료는 당신을 알츠하이머병으로부터 구할지도 모른다

나이가 들어도 만약 당신이 좋은 혹은 훌륭한 시력을 보유하고 있다면, 치매에 걸릴 가능성은 놀랍게도 63%나 떨어진다. 그리고 만약 시력이 나쁘다면, 검사나 가능한 치료를 위해 인생 후반에 적어도 한번 안과의사를 만나는 것으로도 치매 가능성은 대략 동일한 정도 즉, 64%나 줄어든다. 한편 만약 당신이 나쁜 시력을 가지고 있으면서 안과의사를 만나지 않는다면, *알츠하이머병에 걸릴 가능성이 950%로 급등한다!* 그것들은 미시건대학 헬스시스템(메디컬센터)의 최근 한 연구에서 발견된 것들이다.

그 연구에 따르면, 놀랍게도 인생 후반기의 치료되지 않은 나쁜 시력은 치매의 한 증상일 뿐 아니라, 치매 특히 알츠하이머병의 강력한 예측인자임을 시사한다고 책임연구자 메어리 로저스Mary A. M. Rogers 박사는 말한다. 따라서 시력 문제의 치료는 인지쇠퇴와 치매 시작을 지연시키는 개입 전략일 수도 있다. 로저스는 각각의 눈이 백내장 제거, 망막질환이나 녹내장 치료와 같은 시술을 받을 때마다 치매 가능성이 8% 줄어드는 것을 발견했다. 다른 연구에서, 기억력과 학습은 백내장 수술 후 의미 있게 향상됐다.

정확히 어떻게 시력 문제가 치매를 촉진하는가는 완전히 명쾌하지는 않다. 그러나 손상된 시력은 사교활동뿐 아니라 독서·운동 같은 정신적 육체적 활동 참여를 어렵게 만들며, 일부 눈병은 알츠하이머병 병리현상과 직접 연결된다고 보는 것이 논리적이라고 연구자들은 말한다. 예를 들면, 알츠하이머병 환자의 뇌에서와 동일한 베타아밀로이드가 일반 백내장과는 아주 다른 특이한 백내장 형태에서 나타날 수 있다고 하버드의대 연구자들은 말한다. 유니버시티 칼리지 런던 University College London 의 영국 연구자들은 망막의 세포사死 정도는 뇌를 모방한다는 것을 발견했다. 세포는 알츠하이머병 증상들이 나타나기 10~20년 전에 죽기 시작한다고 그들은 말한다.

알츠하이머병 환자들은 전세계적으로 주요한 실명失明 원인인 녹내장 비율이 정상인의 3배이다. 유니버시티 칼리지 런던의 프란세스카 코르데이로Francesca Cordeiro 박사에 따르면, 한 가지 연결점은 베타아밀로이드가 뇌세포를 손상시키듯 시신경視神經을 손상시킨다는 것이다. "그러나 그것은 알츠하이머병을 가진 모든 사람에게 녹내장이 발병한다거나 그 역이 성립한다는 것을 의미하지는 않는다."라고 그녀는 말한다. 둘 중 어떤 질병도 다른 질병의 원인으로 간주되지 않지만, 그 둘은 비슷한 병리현상을 공유한다.

보는 데 어려움이 있다고 말하는 많은 노인환자들은 실제로는 "볼 수 있지만 더 이상 읽거나 쓸 수 없다."를 의미한다는 것을 최근 스위스 안과의사들은 발견했다. 이것은 기억력 문제에 선행하는 알츠하이머병의 시각적 변형(VVAD)의 징후이다.

핵심은 이렇다. 알츠하이머병 징후는 흔히 눈에 반영된다는 것이다. 그리고 의사들은 알츠하이머병의 조기早期 시작을 알려줄 수도 있는 환자의 시각적 이상 점검을 더 자주 한다.

    생활의 기술: 당신의 눈은 나이 듦에 따라 특별히 뇌 기능 상태를 반영하며 이에 영향을 미친다는 점을 인식하라. 나쁜 시력을 참지 마라. 그것은 흔히 고쳐질 수 있으며, 당신의 치매 위험을 극적으로 줄일 수 있다. 노년에 적어도 한 번 안과의사를 찾아가 검사를 받아보라. 그리고 가능하다면 매년 검사를 받아라. 또한 의사들은 치매의 초기 시각적 징후에 관한 검사를 할 수도 있다. 렌즈로 시력교정을 했음에도, 만약 당신이 읽기와 쓰기에 어려움이 있다면, 먼저 안과의사를 찾아가라. 그래서 문제없다는 보증을 받으면 신경과전문의에게 상담하라. 요점은 가장 초기단계에서 그런 시력문제의 진짜 이유를 찾아 그것을 적절히 치료하는 것이다.

40

패스트푸드의 위험을 알라
패스트푸드는 신체와 두뇌를 망가뜨린다

산더미처럼 많은 연구들은 지방이 많고 단 패스트푸드는 심장병, 암, 당뇨병, 비만, 다른 질환들을 촉진한다는 것을 보여준다. 따라서 패스트푸드가 뇌에 피해를 주지 않는다면 기적일 것이다. 패스트푸드는 분명히 피해를 준다. 실제로 뇌는 지방이 많고 포도당을 먹고 살기 때문에 주요한 공격대상 조직들 중 하나이다. 스웨덴의 유명한 카롤린스카연구소의 최근 연구를 보면 쉽게 알 수 있다. 패스트푸드 식사를 하게 한 실험동물들은 알츠하이머병 환자들의 뇌 변화와 매우 유사한 뇌 변화를 일으키는 것을 그 연구는 발견했다.

구체적으로 살펴보면, 이 연구소 알츠하이머병연구센터의 신경생물학자 수잔 아크테린Susanne Akterin 박사는 ApoE4 유전자를 가진 인간을 대체하도록 유전적으로 변형된, 알츠하이머병에 매우 취약한 쥐들을 연구했다. 9개월간 그녀는 쥐들에게 패스트푸드 식사를 모방하기 위해 선택한, 지방과 당분, 콜레스테롤이 매우 많은 식사를 시켰다. 쥐들의 뇌를 부검한 결과, 타우단백질의 비정상적 형성을 의미하는 화학적 변화가 나타났다. 그것은 알츠하이머병의 숨길 수 없는 징후인 신경원섬유 엉킴을 형성하기 때문에 큰 문제가 됨을 의미한다. 또 그녀는 콜레스테롤이 많은 식품은 기억의 저장에 필요한 다른 뇌 물질을 줄인다고 언급했다.

메시지는 분명하다. 패스트푸드(혹은 정크푸드) 식사는 당신을 알츠하이머병으로 가는 빠른 길로 밀어넣을 수 있다. 고高칼로리, 고지방, 고당분, 고염분 패스트푸드가 비만, 인슐린저항성, 당뇨병, 고혈압, 혈류감소, 뇌졸중 촉진에 책임 있다는 것을 보여주는 놀랄 만한 다른 증거들에 이것까지 추가할 때, 당신은 패스트푸드가 끼칠 수 있는 손상에 관한 파괴적인 합성그림을 본다.

생활의 기술: 패스트푸드식당 방문을 제한하도록 의도적인 노력을 하라. 일부 전문가들은 일주일에 단 한 번 방문을 조언한다. 또는 올리브유·저低지방 드레싱을 한 샐러드처럼 저지방, 저칼로리 제공음식을 선택하라. 특정 패스트푸드에 관한 영양정보—특별히 칼로리, 지방, 나트륨을 표시한 것—를 읽어라. 그것만으로도 당신은 겁먹을 수 있다.

41

지방이 풍부한 생선을 먹어라

생선유는 알츠하이머병 예방을 위해 뇌가 가장 필요로 하는 지방이다.

당신의 뇌는 생선을 열망한다. 수십 건의 연구에 따르면, 생선과 오메가-3 지방에 인색하면 당신의 인지認知쇠퇴와 치매 가능성이 극적으로 높아진다고 UCLA 알츠하이머병센터 부소장 그레고리 콜Gregory Cole 박사는 말한다.

킹스 칼리지 런던King's College London의 에밀리아노 알바네제 Emiliano Albanese 박사는 7개국 65세 이상 노인 1만 5,000명의 식생활을 분석한 뒤 "당신이 생선을 더 많이 먹을수록 치매에 걸릴 가능성은 더 낮아지는 것이 사실이다."라고 결론 내렸다. 일주일에 여러 번 생선을 먹은 사람들은 전혀 먹지 않는 사람들과 비교할 때, 치매 가능성이 20% 줄어들었다. 매일 생선을 먹은 사람들은 40% 줄어들었다.

시카고 러시대학 의대의 한 연구는 일주일에 한 번 생선을 먹는 것은 노인에게서 인지쇠퇴 비율을 60%(!)나 줄인다고 선언했다. 그것은 *당신의 나이를 3~4년 깎아주는 것*과 같다고 연구자들은 말한다.

생선을 무시하는 것이 당신 뇌에 위험한 것은 분명하다. 그것의 독특한 마술적 성분은 오메가-3 지방이다. 그것은 DHA(도코사헥사엔산)와 EPA(에이코사펜타엔산)의 주요한 구성성분이다. 고高지방 생선이 저低지방 생선보다 뇌를 더 보호하는 것은 논리적이다. 예를 들면, 터프츠대학의 한 연구에서 일주일에 두 번 연어·참치 같은 지방이 풍부한 생선을 먹으면 알츠하이머병 가능성이 41% 줄었다. 저지방 생선은 아무런 변화를 만들지 않았다.

높은 혈중 DHA 농도는 치매 가능성이 낮다는 것을 예고한다. 55~88세 집단에서 혈중 DHA 농도가 가장 높은 사람들의 경우, 가장 낮은 사람들에 비해 치매 발병 가능성은 단지 50%, 알츠하이머병 가능성은 39%였다는 것을 터프츠대학 연구자들이 발견했다.

더욱 주목할 만한 것은, 알츠하이머병협회의 2009년 알츠하이머병 국제회의에서 발표된 한 기념비적 연구에 따르면, 순수한 DHA 섭취는 노인에게서 손상된 기억력을 재생시킨다는 것이다. 6개월간 DHA 소프트젤(매일 900㎎)을 복용한, 기억력 문제를 가진 노인들은 위약偽藥을 복용한 노인들에 비해 학습과 기억력검사에서 극적으로 높은 점수를 기록했다. 실제로 DHA 복용자들은 *3년 더 젊은 사람들* 의 학습·기억력 능력을 보였다고 연구자들은 말했다. 그 연구에 사용된 DHA는 마텍 바이오사이언시즈사社가 공급했으며, 조류藻類에서 추출한 식물성이었다. (생선은 미세조류微細藻類를 먹음으로써 오메가-3를 만든다.)

오메가-3의 생화학적 비밀은 다음과 같다. 그것은 혈전을 억제하며, 염증 인자들을 없애고, 더 강한 결합을 가진 더 큰 신경세포들을 만들며, 독성 베타아밀로이드 침전물과 타우단백질의 신경원섬유 엉킴을 파괴하고, 텔로미어로 알려진 염색체 세포구조물의 길이를 늘임으로써 노화과정을 늦춘다. (200쪽 "복합비타민제를 복용하라"를 보라.)

생활의 기술: 생선을 먹어라. 일주일에 두세 번, 만약 당신이 원하면 매일 연어, 참치, 고등어, 정어리, 청어(크림소스 없이) 같은 지방이 많은 생선을 주로 먹어라. 캔에 든 생선은 신선한 생선처럼 많은 오메가-3 를 가지고 있다. 저지방 생선(대구, 화이트피시, 틸라피아 등)과 조개류는 오메가-3 가 적다. *생선을 (오븐, 가스레인지, 그릴에서처럼) 굽거나 (김으로) 쪄라. 기름에 튀긴 생선은 뇌 촉진제가 아니다.* 오메가-6 가 풍부한 마요네즈, 옥수수유, 콩기름, 마가린 같은 나쁜 지방을 첨가하면 생선의 이점이 줄어든다. (228 쪽 "오메가-6 지방을 조심하라"를 보라.)

뇌세포를 특별히 풍요롭게 하는 오메가-3 지방, 특히 DHA 의 충분한 섭취를 확실히 하기 위해, 보충제를 먹어라. 마텍사祉는 200 mg짜리 식물성 DHA 소프트젤(www.martek.com)을 제공한다. 또한 당신은 생선에서 추출한, DHA 와 EPA 를 결합한 캡슐을 복용할 수 있다. 매일 650~850 mg의 오메가-3 지방산 섭취를 목표로 하라. 그것은 아마도 1,000 mg짜리 캡슐 2 개를 요구할 것이다. 모든 기름이 전부 오메가-3 지방산은 아니기 때문이다. 라벨을 확실히 체크하라. UCLA 연구자 샐리 프라우츠키 Sally Frautschy 박사는 하루에 두 번 200 mg 조류 캡슐 한 개와 1,000 mg 생선유 캡슐(DHA 와 EPA 를 결합한 것) 한 개를, 아침에 한 번 밤에 한 번 복용하라고 조언한다. 악취를 방지하기 위해, 비타민 E 같은 항산화제가 보강된 생선유보충제를 선택하라. 생선유 캡슐이 신선한 것인지 아닌지를 알아보는 좋은 방법은 그것을 깨물어 보는 것이다.

42

엽산을 섭취하라

이 비타민 B는 기억력 쇠퇴를 5년 늦출 수 있다

만약 당신이 알약 한 개를 먹고 노화성 기억력 쇠퇴를 5년이나 되돌릴 수 있다면 어떻겠는가? 따라서 60세에 당신의 기억력이 55세만큼 계속 좋아질 것이다. 그것은 환상이 아니다. 그것은 정확히 네덜란드의 한 연구에서 나온 것이다. 그 연구에서 50~70세로 구성된 한 집단에게 3년간 매일 800mcg의 엽산(비타민 B의 하나) 또는 위약(당분 알약)을 먹게 했다. 엽산을 복용한 사람들은 위약을 먹은 사람들에 비해 인지기능검사에서 현저하게 높은 점수를 받았다. 실제로 엽산을 복용한 사람들의 기억력은 5.4년 더 젊은 사람들과 같았으며, 정보처리능력은 2년 더 젊은 사람들과 같았다.

대조적으로 당분 위약 복용자의 정신적 기능은 예상대로 미끄러져 내렸다. 기준에 따라 이중맹검 double blind(시험대상자·시험자 모두 실제 변화가 이루어지고 있는지 모르게 하는 기술)으로 통제된, 남녀 818명을 대상으로 한 이 연구는, 엽산이 노화성 인지認知쇠퇴 그리고 아마도 알츠하이머병 발병까지 늦춘다는 것을 확실하게 보여준 첫 사례로 많은 칭찬을 받았다.

다른 연구도 동일한 것을 시사한다. 알츠하이머병 환자들은 전형적으로 낮은 엽산 수준을 보인다. 어바인 캘리포니아대학의 한 대규모 연구는 60세 이상에서 매일 엽산 400mcg 만 섭취해도 알츠하이머병 위험이 55% 줄었다는 것을 보여 주었다. 늙은 동물에게 엽산을 먹이면 노화성 뇌 손상이 줄어들며, 뇌 손상을 회복시키는 능력이 증가했다고 미국 국립노화연구소의 마크 매트슨Mark Mattson 박사는 보고했다. 그의 이론은, 높은 수준의 엽산은 호모시스테인—뇌세포의 DNA를 손상시키는 혈액인자—을 억제한다는 것이다. 특히 흥미롭게도, 이탈리아 연구자들은 혈중 엽산 수준이 높은, 가벼운 인지장애를 가진 사람들은 혈중 엽산 수준이 낮은 사람들에 비해 치매 진단으로 발전할 가능성이 44% 낮았다는 것을 발견했다.

생활의 기술: 기억력 손상이 예상되는 시점에서 시계를 5년 전으로 되돌릴 가능성이 있을 때, 엽산을 섭취하는 것은 탁월한 감각이다. 그러나 몇 가지 경고가 있다. 당신이 비타민 B_{12} 결핍이 아니라는 점을 확실히 하라. 높은 엽산과 낮은 비타민 B_{12}는 위험한 조합이며 심지어 인지쇠퇴 비율을 촉진할 수 있다. 또 만약 당신에게 이미 심장병이나 당뇨병이 있다면, 많은 양의 엽산을 섭취하기 전에 의사와 점검하라. 많은 양(하루 2,500mcg 이상)의 엽산을 섭취하고 있었던, 만성 질환을 가진 일부 사람들에게서 신장腎臟 문제, 심장마비, 사망 위험이 증가했다는 보고가 있었다. 만약 의료전문가가 더 많은 양을 추천하지 않는다면, 하루 엽산 800mcg 만을 고수하라. 그 양은 대부분의 사람들에게서 알츠하이머병과 관련된 호모시스테인을 효과적으로 억제하는 데 충분하다. (152쪽 "정상 호모시스테인을 유지하라"를 보라.) 만약 의심스럽거나 의학적 문제를 가지고

있다면, 엽산을 얼마나 섭취할 것인가에 관해 건강전문가의 조언을
구하라.

43

저당분 음식을 먹어라

그것은 뇌를 '당분의 습격'으로부터 보호한다

오랫동안 과학자들은 두 종류의 탄수화물이 있다고 믿었다. 간단한 것과 복잡한 것. 간단한 것은 그 음식이 혈당을 빨리 올렸다는 것—주요한 예는 순수한 설탕—을 의미했다. 복잡한 것은 혈당을 점진적으로 올리는 것으로 예상되는 빵, 곡류, 과일, 채소를 지칭했다.

그러나 그런 생각은 잘못된 것으로 판명됐다. 진실은 훨씬 더 혼란스럽다. 일부 복잡한 탄수화물 식품들은 혈당을 극적으로 올린다. 가령 흰 감자와 흰 빵은 순수한 설탕보다 더 나쁘다. 어떻게 탄수화물 식품이 혈당에 영향을 미치는가를 판단하는 더 정확한 새 방법은 '당糖지수' 또는 '당糖부하지수'를 사용하는 것이다. 그것은 특정 식품이 얼마나 많이, 얼마나 빨리 당신의 혈당을 올리는가를 예측하는 과학적 기준이다.

놀랄 것도 없이, 저低당분 음식을 먹음으로써 혈당 급등을 억제하는 것은 인지장애 그리고 아마도 알츠하이머병뿐 아니라 당뇨병과 그 합병증—심장병과 비만 포함—을 예방하는 데 도움이 될 수 있다. 인슐린 기능부전의 결과인 빠른 혈당 상승은 염증, 혈전 형성, 콜레스테롤의 나쁜 변화, 뇌에 좋지 않은 혈관구조로 귀결될 수 있다. 캐나다의 한 연구는 제2형 당뇨병환자가 저당분 식사를 한 뒤 고高당분 식사(흰 빵)를 한 사람에 비해 기억력검사에서 더 잘 했다는 것을 보여주었다. 알츠하이머병은 당뇨병을 가진 사람들에게서 65% 더 흔하다.

저당분 식사를 함으로써, 당신이 인지 퇴행을 수년간 지연시키거나 예방할 수 있다고 전문가들은 시사한다. 또 당신은 전前당뇨병이 완전한 당뇨병으로 발전하는 것을 예방할 수 있을 것이다.

당지수 측정을 위해, 각 식품에 대해 혈당촉진능력검사를 개별적으로 해야 한다. 그런 다음 상대적 활동성을 보여주는 숫자를 부여한다. 그것은 상식의 문제가 아니다. 예를 들면, 당신은 말린 자두와 대추가 비슷하게 혈당을 올릴 것으로 예상할 것이다. 그렇지 않다. 말린 자두의 당지수는 아주 낮은 29이며, 대추의 당지수는 매우 높은 105이다.

생활의 기술: 어떤 식품이 당지수가 낮고, 어떤 식품이 높은가―즉, 어떤 것이 혈당 급등 가능성이 가장 작고, 가장 큰가―를 알아보라. 완전하고 비교적 최신의 식품 목록을 보기 위해서는 호주 시드니대학의 그 분야 세계 최고 전문가들이 운영하는 웹사이트 www.glycemicindex.com 을 방문하라. 그 수치가 높은 식품은 피하거나 제한하라. 그리고 수치가 낮은 식품을 많이 먹어라. 당분이 특별히 낮은 식품은 귀리와 귀리가루, 땅콩을 포함한 콩과 식물, 그리고 당근을 포함한 모든 야채이다. (당근이 혈당을 올린다는 것은 근거 없는 믿음일 뿐이다.) 당신의 뇌와 나머지 인체 부위를 보호하기 위해, 이런 식생활은 일시적인 것이 아니라 평생의 식이요법임을 기억하라.

44

뭔가를 구글 하라

인터넷 서핑은 뇌를 운동시킨다

인터넷 검색이 독서보다 노화하는 뇌를 더 많이 자극할 수 있다는 것은 하나의 과학적 사실이다. 그것은 UCLA 노화센터소장 개리 스몰 Gary Small 박사가 발견했다. 그는 "인터넷 서핑은 뇌 기능을 운동·향상시키는 데 도움이 될 수 있는 복잡한 뇌 활동에 관여한다."라고 말한다.

스몰은 MRI 스캔을 사용해, 중년과 노년 성인이 인터넷으로 어떤 것을 찾는 동안 그들 뇌의 활동 정도를 측정했다. 그는 경험 많은 웹 서퍼 surfer 의 뇌—주로 의사결정, 복합추론과 관련된 부위—에서 활성도가 극적으로 높아지는 것을 발견했다. 그 부위는 단순히 독서에 의해서는 자극되지 않는다. 게다가 MRI 에 의하면, 요령 있는 서퍼들의 뇌 활동 스파크는 초보자들의 2 배인 것으로 나타난다.

가장 놀라운 것은, 이전에 인터넷을 거의 사용하지 않았던 55~78 세 사람들도 단지 *하루 한 시간씩 일주일간의 웹 서핑* 후 뇌의 이 핵심 센터들을 활성화시킬 수 있었다는 점이다. "온라인 서핑은 노인의 인지認知향상을 위해 할 수 있는 간단한 뇌 운동 형태일 수 있다."라고 그는 결론 내렸다.

웹 서핑이 그처럼 요구되는 한 가지 이유는, 당신이 원하는 최종 정보를 얻기 위해 클릭, 클릭, 클릭할 때에 복합적인 결정을 내려야 하기 때문이다. 그 같은 계속된 의사결정은 "뇌의 중요한 인지 회로에 관여해" 뇌가 의미 있는 운동을 하게 만든다고 연구자들은 말한다. 육체적 운동과 마찬가지로, 정신적 운동은 정신적 쇠퇴와 알츠하이머병에 대한 당신 두뇌의 저항성을 강화하는 것 같다. 이 하이테크 세계가 뇌 건강 유지에 도움이 되는, 스몰의 말대로, "웹 검색 같은 간단한 일상의 임무"를 우리에게 부여했다는 것을 알면 위안이 되지 않는가?

온라인에서 당신의 뇌를 자극하는 다른 방법은 빠른 '두뇌게임'을 하는 것이다. 예를 들면, 파짓사이언스사社(www.positscience.com)는 60초 두뇌게임 60-Second Brain Game, 두뇌 속도검사 Brain Speed Test, 단어 목록 기억 Word List Recall, 농부의 기억력 도전 Farmer's Memory Challenge 을 제공한다.

스몰이 언급한 다른 두뇌 자극 웹사이트들은 www.brainbashers.com, www.neurobics.com, www.sharpbrains.com, www.syvum.com/teasers, www.braingle.com, www.mybraintrainer.com, www.mindbluff.com 이다.

또한 당신은 수백 달러에 더 복잡한 '두뇌훈련' 프로그램을 당신의 컴퓨터에 심을 수 있다. 이들 프로그램은 작동할 수 있지만, 타당한 검사가 뒷받침하며 명망 있는 연구자들이 관여하는가를 확인해야 한다고 스몰은 말한다. 파짓사이언스사는 '두뇌 피트니스 프로그램'을 만든다. 그 프로그램은 노인을 대상으로 무작위 검사를 거쳤으며 기억력과 주의력검사에서 점수를 향상시키는 것으로 드러났다. 다른 회사들도 비슷한 과학적 검사를 시행하고 있다.

그럼에도 불구하고, 상업적 뇌 훈련 게임·운동들은 흔히 그들의 터

무니없는 주장에는 미치지 못한다고 메이요클리닉의대의 알츠하이머병연구센터소장 로널드 피터슨Ronald Peterson 박사는 말한다.

그와 다른 사람들은 많은 상업적 뇌 훈련, 기억력 촉진 프로그램들이 약속한 효과를 내지 못한다고 우려한다. 그리고 최근 일부 증거는 그것을 확인해 준다.

생활의 기술: 당신이 아직도 방법을 모른다면, 컴퓨터를 사용하는 것과 온라인으로 정보, 구매할 물건, 놀이 게임, 채팅할 사람을 찾는 법을 배워라. 스몰이 발견한 대로, 그것은 당신의 노화하는 뇌를 강화할 것 같다. 그럼에도 사고, 걷기, 퍼즐 게임, 독서(MRI는 이것 역시 당신의 뇌를 활성화시킴을 보여준다), 다른 두뇌 형성 활동들을 희생해가며 온라인에 시간을 쓰지는 말라고 그는 말한다. (197쪽 "정신적 활동성을 유지하라"와 208쪽 "뭔가 새로운 것을 하라"를 보라.)

만약 두뇌 피트니스 훈련 소프트웨어가 당신의 마음을 끈다면, 그것을 주의 깊게 살펴라. 당신이 구매하는 것에 어떤 확실한 과학적 근거가 있는가를 확실히 체크하라. 그러나 그것이 당신의 뇌에, 인지쇠퇴와 알츠하이머병을 막는 데에 얼마나 도움을 주는가는 미지수임을 알라. 만약 그것이 당신에게 재정적 손해를 끼치지 않으면서 두뇌를 자극한다면, 그것은 해볼 가치가 있으며, 수동적이며 지루한 일거리보다 좋을 것이다.

45

좋은 HDL 콜레스테롤을 높여라

낮은 HDL 은 기억력 쇠퇴를 가속화한다

좋은 형태인 HDL(고밀도 리포 단백질)콜레스테롤이 당신의 혈액속에 많으면, 심장병을 예방한다는 것은 잘 알려져 있다. 미국 국립보건원 격인 프랑스 국립보건의학연구소 Inserm 가 노인 3,673 명을 대상으로 한 최근 연구에 따르면, 높은 HDL 은 당신의 뇌도 구하는 것이 분명하다.

알차나 싱-마누 Archana Singh-Manoux 박사와 동료들은 연구 시작 시점과 6 년 뒤에 총콜레스테롤, HDL 콜레스테롤, 중성지방의 혈중 농도를, 시험참가자들(평균 55 세)의 기억력 시험점수와 비교했다. 그 기간 동안 HDL 콜레스테롤 수치가 낮은 사람들(40 ㎎/dL 이하)은 높은 HDL 을 가진 사람들(60 ㎎/dL 이상)에 비해 기억력 손상 비율이 27~53% 높았다. 게다가 단기 기억력은 HDL 이 낮은 사람들에게서 60% 빨리 쇠퇴했다. 단기 기억력 상실은 알츠하이머병의 초기 징후들 중 하나이다.

왜 더 높은 HDL 이 당신의 기억력을 보존하는 데 도움이 되는가는 불분명하다. 그것이 독성 베타아밀로이드(뇌세포를 파괴하는 끈적끈적한 물질) 형성을 차단하고(하거나), 뇌 손상을 줄이는 소염제와 항산화제로 작용할 것이라고 연구자들은 생각한다. 일부 연구는 높은 HDL 콜레스테롤을 전반적인 인지認知향상, 평생 치매로부터의 자유, 더 오랜 장수와 결부시킨다. 또한 높은 HDL 은 당신이 뇌졸중을 피할 가능성을 높이며, 만약 당신이 가벼운 혹은 중간 정도 뇌졸중을 앓고 있다면 완전 회복의 가능성을 높인다.

스웨덴과 미국의 중요한 공동연구에 따르면, 높은 HDL 은 65 세 전후 여성에게서 두뇌 보호작용이 특별하다. HDL 이 높은 여성들은 HDL 이 낮은 여성들에 비해 언어능력이 덜 쇠퇴했으며 더 좋았다. 다른 형태의 혈중 지방인 중성지방이 낮은, 모든 연령의 여성들은 중성지방이 높은 여성들에 비해 언어능력과 기억력이 극적으로 더 좋았다.

생활의 기술: HDL 콜레스테롤은 당신의 유전자가 강력하게 통제한다. 그러나 당신은 그것을 끌어올리도록 노력해야 한다. 특히 40 ㎎/dL 이하인 경우에는 더욱 그러하다. 전형적으로 남성은 여성보다 HDL 이 낮다. 하버드 전문가들은 HDL 을 올리는 방법들은 제안한다. 운동, 적당량의 음주, 체중감소, HDL 을 낮추는 것으로 보이는 트랜스지방 자제, 견과류 섭취, DASH 식생활이나 지중해식 식생활 준수가 그것이다. 또한 콜라를 너무 많이 마시지 않는 것이 좋다. 노르웨이의 한 대규모 연구에 따르면, 모든 연령의 사람들에게서 다이어트 콜라를 포함해 콜라를 더 많이 마실수록 HDL 은 더 낮았다. 당분도 줄여라. 과도한 당분은, 특별히 가공식품들에서, 좋은 HDL 을 낮출 수 있다고 에모리대학 연구자들은 말한다.

당신은 고용량의 니아신에 관해 의사에게 질문할 수 있다. 그것은 하루 1,000~2,000 ㎎ 섭취로 HDL을 20~30% 증가시키는 것으로 알려져 있다. LDL을 낮추고 HDL을 높이기 위해 니아신은 가끔 스타틴(콜레스테롤 저하제)과 함께 혹은 스타틴과 섞여 처방된다. 중요한 것은 의사의 감독 없이 고용량의 니아신을 섭취하지 말라는 것이다. 그것은 일시적이지만 참을 수 없는 홍조紅潮, 장기간의 부정적 효과—통풍 엄습, 혈당 급등, 간과 근육 손상을 포함해서—를 유발할 수 있다.

46

머리 손상을 조심하라

머리에 가해진 작은 타격도 알츠하이머병을 촉진한다

교통사고를 당하거나 넘어져 당신의 뇌를 강타하면 뇌에 심각한 해를 끼칠 수 있다는 것은 명백하다. 놀라운 뉴스는 가벼운 타격도 시간이 지남에 따라 알츠하이머병 발병을 촉진할 수 있다는 것이다.

충격적인 사례가 있다. 최근 미시건대학의 연구에 따르면, 30~49세인 전직 미식축구리그(NFL) 선수들은 알츠하이머병과 다른 기억력 관련 질환의 비율이 다른 동년배의 *19 배*였다. 50세 이상인 전직 선수들에게서 그 비율은 전국 평균의 5배였다.

일부 전문가들은 그것을 경고성 빙산의 일각이라고 부른다. 그들은 젊은 선수들에게 가해지는 반복적인 뇌 타격의 장기長期 결과에 관해 우려한다. 고교 미식축구 선수들은 한 시즌에 4만 번의 뇌진탕을 겪는 것으로 보고된다. 보스턴대학 의사들은, 여러 차례 뇌진탕을 일으킨 한 고교 미식축구 선수에게서 점진적인 퇴행성 뇌질환을 발견했다. 손상을 초래하는 데에는 단 3번의 뇌진탕이면 족할 것이라고 한 전문가는 말한다.

프로 권투선수들은 펀치-드렁크(뇌에 많은 손상을 입는 사람에게 나타나는 뇌세포손상증)로 끝날지도 모른다. 아마추어 권투선수들은 헬멧을 착용하며 KO 당하는 일은 드물지만, 인지쇠퇴를 예고하는 뇌 손상을 보인다고 스웨덴 연구자들은 말한다. 논리적으로 하키, 럭비, 축구, 레슬링 선수 그리고 신체접촉 운동을 하는 사람들은 위험성이 있다.

그럼에도 뇌 연구자들에게는 '명약관화明若觀火'한 것이 널리 알려져 있지 않다고 마운트 싸이나이의대의 알츠하이머병 연구교수 사무엘 간디 Samuel Gandy 박사는 경고한다. *여러차례의 뇌진탕은 수년 후 신경학적 퇴행 위험성을 극적으로 증가시킨다.*

그 문제와 관련해, 어떤 연령에서든 당신의 머리를 세게 치는 것은 알츠하이머병 취약성을 증가시킬 수 있다. 컬럼비아대학의 분석에 따르면, 알츠하이머병은 머리 부상을 당한 적이 있는 노인들에게서 거의 4 배나 일반적인 것으로 밝혀졌다. 핀란드의 한 연구에 따르면, 우연히 넘어져 머리를 심하게 다친 노인들은 5 년 후 인지쇠퇴나 치매에 걸릴 가능성이 2.5 배로 높아졌다.

더 우려되는 것은 ApoE4 유전자를 가진 사람들은 뇌 외상 후 치매 위험성이 각별히 높아진다는 것이다. 그것은 한 전문가가 운동선수들의 ApoE4 유전자검사를 제안할 정도로 중요하다. 그 생각은 가장 큰 취약성을 알고자 하는 것이다. 그렇게 해서 신체접촉 운동에 수반되는 장기 신경학적 결과의 고高위험을 유발할 것인가 아닌가를 당신이 결정할 수 있게 하자는 것이다.

생활의 기술: 당신의 뇌를 보호하기 위해 가능한 모든 것을 하라. 안전벨트를 매라. 머리가 노출되는 운동에서, 자전거, 모터 달린 자전거, 오토바이를 탈 때에는 항상 헬멧을 써라. 그것은 100% 보호를

해주지는 못할 것이지만, 넘어짐에서 뇌 손상을 줄일 수 있을 것이다. 당신의 집에 넘어짐 방지시설을 하라. 만약 당신이 ApoE4의 추가 위험을 가지고 있다면, 특별히 조심하라. (43쪽 "ApoE4 유전자에 관해 알라"를 보라.) 오늘의 작은 충격은 인생의 훗날 심각한 치매가 될 수도 있다.

47

심장을 소중히 하라

심장을 파괴하는 것이 기억력을 파괴한다

당신이 심장을 위해 하는 좋은 것들은 당신의 뇌에도 반영된다. 이제 과학자들은 당신의 혈관·심장을 파괴하는 것은 당신의 뇌도 파괴한다고 인식한다.

동맥을 막는 나쁜 포화지방은 혈액뇌관문도 약화시켜, 독성 베타아밀로이드가 알츠하이머병 씨앗을 뇌세포에 심게 한다고 호주의 연구는 경고한다. 경(목)동맥의 플라크 형성은 인지쇠퇴와 기억력 상실이 빠른 비율로 진행될 것임을 의미한다고 매릴랜드대학 연구자들은 경고한다. 만약 당신이 말초동맥질환(PAD)을 가지고 있다면, 알츠하이머병 위험은 올라간다. 뇌동맥질환뿐 아니라, 비정상적인 심장 리듬의 한 형태인 심방세동은 당신을 뇌졸중에 더 취약하게 만든다. 심방세동은 당신의 알츠하이머병 위험을 2배로 만들고, 혈관성 치매 위험을 3배로 만든다. 혈류 감소와 혈전은 심장 근육과 뇌 덩어리 모두를 죽인다. 동맥의 많은 염증, 고혈압, 많은 호모시스테인, 많은 LDL(나쁜)콜레스테롤, 적은 HDL(좋은)콜레스테롤은 모두 당신의 심장질환과 치매 가능성을 높인다. 주로 앉아서 지내는 생활방식은 당신의 심장과 뇌 모두에 해를 끼친다. 똥배도 마찬가지이다. 그리고 기타 등등….

강력한 메시지는, 만약 당신이 나이 먹어도 기억력이 손상되지 않기를 바란다면 심장을 잘 돌봐야 한다는 것이다. 데이비스 소재 캘리포니아대학 의대의 신경과전문의 찰스 드칼리 Charles DeCarli 박사는, 당신이 심장 건강을 지키기 위해 하는 일들은 두뇌에 훨씬 더 중요하다고 말한다. "일부 심장 손상은 외과적으로 치료될 수 있지만, 뇌 손상은 그렇지 않다."라고 그는 지적한다. "기억력 상실은 결코 회복될 수 없다."

애리조나주 배너선건강연구소 알츠하이머병연구센터의 잭 드 라 토르Jack de la Torre 박사는, 인지認知증상들이 나타나기 오래 전에 알츠하이머병의 심장 위험인자들을 찾아 치료하기 위해, 건강한 중년은 모두 3가지 간단한 비침습적 검사─경동맥 초음파검사, 심초음파검사, 발목상완지수검사─를 받아야 한다고 제안한다. 그런 체계적 전략만이 인지장애, 치매, 알츠하이머병의 무수한 경우들을 지연시키거나 예방할 수 있을 것이라고 그는 말한다.

생활의 기술: 규칙적이고 철저한 심혈관검사를 받아라. LDL과 HDL 콜레스테롤 수준을 측정하고, 호모시스테인과 염증 표지자인 C-반응-단백질(CRP)를 측정하는, 또 만약 알츠하이머병에 대한 당신의 유전적 취약성을 알고자 하면 ApoE4 요소들을 보여주는, 정밀한 혈액검사를 요청하라. 드 라 토르의 조언을 받아들여 추가적으로 다음 검사들을 받아라. 혈류를 제한하는 좁은 곳의 막힘을 찾기 위한 도플러 초음파검사, 말초동맥 질환을 찾는 발목상완지수검사, 뇌로 가는 혈류를 제한할 수도 있는 비정상적인 것을 찾아내는 심초음파검사

이다. (35 쪽 "발목을 체크하라"를 보라.) 운동을 하고, 지중해식 식사 그리고 당糖지수가 낮은 식사를 둘 다 하라. 필요하다면 심장약을 복용하라. 좋은 뇌는 당신이 심장을 잘 돌본 데 대한 훌륭한 보너스이다.

48

정상 호모시스테인을 유지하라

동맥의 이 독소는 뇌도 표적으로 한다

호모시스테인이라고 불리는 아미노산의 혈중 농도가 높은 것은 전형적으로 심장질환과 연관돼 있다. 그것은 또한 노화성老化性 기억력 상실, 뇌졸중, 치매, 알츠하이머병을 예고한다고 일련의 연구들은 경고한다.

대규모 '프레이밍행(미국 매사추세츠주 동부의 소도시) 심장 연구'의 한 분석에 따르면, 호모시스테인이 올라감에 따라 당신의 치매 가능성도 높아진다. 혈중 호모시스테인 수치가 높은(14μmol/L 이상) 노인들의 알츠하이머병 가능성은 거의 2배가 된다.

스웨덴 예테보리대학의 최근 연구에서, 중년에 호모시스테인 수치가 가장 높은 여성들은 가장 낮은 여성들에 비해, 20~30년 뒤에 뇌졸중에 걸릴 가능성은 3배, 알츠하이머병 발병 가능성은 2.5배로 높았다. 높은 호모시스테인 수치는 또한 당신에게 노화성 인지장애—치매에 선행하는—의 가능성을 240% 높인다고 미시건대학 연구자들은 말한다. 높은 호모시스테인 수치와 ApoE4 알츠하이머병 유전자를 동시에 가지고 있으면, 한 가지 위험을 가지고 있을 때보다 인지기능 손상이 더 커진다는 것을 메인대학의 연구자들이 발견했다. 간단히 말해서, 호모시스테인은 나쁜 유전자의 위험성을 증대시킨다. 따라서 ApoE4 유전자를 가진 사람들은 호모시스테인 관리가 각별히 요구된다.

어떻게 호모시스테인이 뇌 손상으로 귀결되는가는 분명하지 않다. 동물연구를 바탕으로, 과학자들은 높은 호모시스테인 수치가 뇌세포에서 독성 베타아밀로이드와 타우단백질—알츠하이머병의 두 가지 지표—의 형성을 상당히 용이하게 한다고 믿는다.

현재 좋은 뉴스는 호모시스테인을 제압하는 것이 아주 쉽다는 것이다. 호모시스테인 수치가 높은 사람들은 전형적으로 비타민 B 가 결핍돼 있다. 놀랍게도 '프레이밍햄 심장 연구'에서, 혈중 비타민 B 수치가 가장 낮은 사람들은 가장 높은 사람들에 비해, 높은 호모시스테인 수치를 가질 가능성이 *6 배로* 높았다. 따라서 비타민 B 를 섭취하면 호모시스테인을 낮출 수 있게 되는 것이다. 또 인지쇠퇴와 알츠하이머병 위험을 줄이게 된다. 하지만 호모시스테인을 낮추는 행위가 당신을 치매로부터 지켜줄 것인가 여부는 아직 입증되지 않았다. 그럼에도 불구하고, 높은 호모시스테인 수치는 인지 위험을 초래하며, 그것을 정상적으로 유지하는 것은 많은 예방의 의미를 가진다.

생활의 기술: 당신의 호모시스테인 수치가 얼마인가를 알 수 있는, 간단하고 싼 검사에 관해 의사에게 문의하라. 그것은 콜레스테롤검사를 위해 혈액을 채취할 때에 함께 할 수 있다. 호모시스테인의 표준 가이드라인에 따르면 5~15μ mol/L 가 정상이다. 그러나 연구들에 따르면, 더 낮은 것이 훨씬 더 안전하다. 매일 3 가지 비타민 B 복용—엽산 800mcg, B_{12} 1,000mcg, B_6 25 mg—은 대부분의 노인에게서 호모시

스테인을 낮추고 이들 비타민 결핍을 바로잡는 데 항상 충분하다. (135 쪽 "엽산을 섭취하라"를 보라.)

49

비활동성을 피하라

카우치 포테이토는 알츠하이머병을 잡아당기는 자석이 된다

의문의 여지없이, 당신이 육체적으로 비활동적이 되면 기억력 상실과 알츠하이머병의 더 매력적인 표적이 된다. 일반적으로 당신이 더 많이 앉아서 생활할수록 인지쇠퇴는 더 빨라진다.

샌프란시스코의 캘리포니아대학 연구자들은, 앉아서 생활하는(운동을 전혀 하지 않는) 노인들은 7년에 걸친 연구의 시작 시점에 인지기능이 가장 나빴으며, 연구 기간 내내 인지기능이 가장 급속히 쇠퇴한 것을 발견했다. 실제로 카우치 포테이토couch potato(주로 소파에서 감자칩 먹으며 TV만 보는 사람)들의 인지검사 점수는 높은 수준의 육체활동—일주일에 적어도 150분 걷기—을 유지하는 참여자에 비해 55% 이상 떨어졌다. 7년의 연구 기간 동안 정신능력도 육체활동을 계속 적게 하는 사람들이 더 빨리 낮아졌다.

연구책임자 드보라 반즈Deborah E. Barnes가 말하는 주요한 메시지는, 만약 당신이 운동을 중단했다면 다시 시작하라는 것이다. 만약 당신이 활동적이면 운동 수준을 그대로 유지하거나 높이라는 것이다.

"가장 나쁜 것은 앉아서 지내는 것이다."

여러 연구들은 육체적 활동성을 유지하면 알츠하이머병 발병 위험이 40%까지 줄어든다고 시사한다. *약간의* 육체활동도 전혀 하지 않는 사람과 비교할 때 "알츠하이머병에 대한 보호 효과가 있다."라고 컬럼비아대학 의대의 저명한 알츠하이머병 권위자 니콜라오스 스카르메아스Nikolaos Scarmeas 박사는 말한다. 그는 일주일에 50분이라도 적당한 운동—자전거타기, 수영, 하이킹, 테니스 등—을 하는 노인들은 전혀 하지 않는 노인들에 비해 알츠하이머병 발병 가능성이 25% 낮다는 것을 발견했다.

메이요클리닉의 최근 연구에 따르면, 어떤 운동을 얼마나 하든, 중·노년의 적당한 운동은 가벼운 인지장애 가능성을 30% 이상 줄이는 것으로 밝혀졌다.

왜 육체적 비활동성이 그렇게 뇌에 나쁜가? 한 가지 이유는 그것이 내장內臟 또는 복부 비만으로 귀결돼, 알츠하이머병 촉진인자로 의심되는 낮은 등급의 염증을 지속적으로 유발하기 때문이라고 덴마크 연구자들은 말한다. 그들은 반대로 골격근 수축을 포함한 육체활동은 호르몬 같은 소염消炎인자들을 분비해 뇌 손상을 막는다고 말한다.

게다가 육체적으로 비활동적인 사람들은 MRI(자기공명영상)에서 보이는 것처럼, 나이 듦에 따라 뇌혈류는 더 적어지고 뇌 위축은 더 컸다. 그것은 특히 기억력과 학습의 중심 부위인 해마에서 두드러졌다.

生活의 기술: 일어나 움직여라. 당신이 할 수 있는 것을 하라. 아무리 사소한 활동일지라도 도움이 된다. 운동이 격렬한 것일 필요는 없다. 대부분의 전문가들은 뇌에 의미 있는 혜택을 주는 가장 가능성 있는 방법으로 적당한 유산소운동을 추천한다. 그것은 하루에 30분간의 적당한 운동 또는 15분간의 강한 운동을 목표로 하는 것을 의미한다. 그러나 소파에서 일어나 어떤 장소로든 움직이는 것—그것이 얼마나 느리든 상관없이—이 늙어가는 뇌를 구하는 당신의 첫 행동임을 알라. 당신은 움직임에 따라 항상 뇌를 활성화할 수 있다.

비활동성을 극복하는 다른 간단한 방법은 보행계측기를 착용하고 당신이 매일 걷는 걸음수를 점진적으로 늘리는 것이다. 애리조나대학 운동전문가들에 따르면, 활동성 측정기준이 있다. 하루 5,000보 이하는 '앉아서 생활', 5,000~7,499보는 '저활동성', 7,500~9,999보는 '약간 활동적', 1만보 이상은 '활동적', 1만 2,500보 이상은 '매우 활동적'이다. (65쪽 "몸을 바쁘게 하라", 203쪽 "강한 근육을 만들라", 283쪽 "걸어라, 걸어라, 걸어라"를 보라.)

50

감염을 멀리 하도록 노력하라

뇌의 병원균은 알츠하이머병의 잠복한 원인일 수도 있다

감염이 알츠하이머병을 유발하는 것이 가능한가? 일부 과학자들은 그렇다고 믿는다. 그런 생각은 심한 논란이 되고 있으며 새롭게 주목받고 있다. 최근 <알츠하이머병 저널 *Journal of Alzheimer's Disease*>은 알츠하이머병과 일반 미생물들—입술 발진, 위궤양, 라임병, 폐렴, 심지어 독감까지 유발하는 것들—을 연결하는, 부상浮上하는 증거를 특별이슈로 다뤘다.

과학자들은 감염인자들이 알츠하이머병 뇌에 서성거린다는 것을 안다. 필라델피아 정골의학整骨醫學대의 주도적 연구자인 브라이언 발린 Brian Balin 박사는 사망한 알츠하이머병 환자들의 뇌 샘플의 90%에서 클라미디어 뉴모니아균菌을 발견했다. 이 균은 정상적인 뇌 샘플의 경우 5%에서만 발견됐다. 이 병원균은 특별히 65세 이상에게서 지역사회 획득 폐렴, 공동감염의 한 원인이기 때문에, 그 의미는 엄청난 것이다.

놀랍게도 발린이 알츠하이머병 조짐이 전혀 없는 정상적인 쥐들에게 클라미디어 뉴모니아 균을 흡입하게 하자, 쥐들의 뇌는 독성 아밀로이드 침전물을 형성했다. 그것은 그들 나이의 쥐들에게서는 드문 일이다. 이것은 감염인자가 알츠하이머병 병리현상을 자극해 병을 유발할 수 있다는 것을 입증한다고 그는 말한다.

제1형 단순포진바이러스(입술 발진의 한 원인)도 주요한 의심 대상이다. 그 바이러스의 DNA는 정상 뇌에 비해 알츠하이머병 뇌의 노인성반에서 3배나 많이 나타나는 경향이 있다고 영국 맨체스터대학의 루스 이즈하키 Ruth Itzhaki 박사는 말한다. 그녀는 그 바이러스를 "아밀로이드 노인성반의 주요한 원인"이라고 부른다. 그리고 그 입술 발진 바이러스는 모든 알츠하이머병의 약 60%를 유발한다고 평가한다.

다른 잠재적 범인은 위궤양과 소화성 궤양을 유발하는 헬리코박터 파일로리균이다. 그리스의 한 연구에서, 알츠하이머병 환자들은 그 균에 감염될 가능성이 보통 환자들의 거의 2배였다.

또 일반 독감 바이러스가 당신의 뇌에 정착해 신경퇴행성 손상을 입히는 증거가 있다. 그리고 캐나다 연구는 아밀로이드 노인성반을 따라 알츠하이머병 환자의 뇌 조직에 있는 라임병 감염균인 스피로헤타를 발견했다.

그 이론과 관련해 발린 Balin 은, 흡입했든 혈액 속으로 들어왔든, 여러 미생물들은 뇌로 들어가 만성병이 되는, 아마 수년 간 발견되지 않은 채 머무르는 감염을 일으킨다고 설명한다. 그 감염은 정확하게 기억력과 인지認知를 관장하는 뇌 부위에서 독성 베타아밀로이드 생성을 촉발하며 신경 파괴를 촉진한다. 따라서 그 감염은 알츠하이머병을 촉발하는 노인성반의 잠복해 있는 원인이다.

해결되지 않은 특수한 문제가 있다. 클라미디어 뉴모니아처럼 일부 병원체는 공동체의 대기 중에 떠다닐 수 있으며 바로 뇌로 재빨리 흡입될 수 있다. 그것은 충격적인 의문을 제기한다. 만약 알츠하이머병이 공기를 통해 감염된다면, 그 병이 전염병일 수 있는가? 발린은 그것이 실제로 알츠하이머병으로 귀결되는가에는 많은 다른 인자들이 영향을 미칠 것이라고 지적하면서도, "가능한 일이다."라고 말한다.

뇌의 베타아밀로이드 형성이 감염과 연결돼 있다는 점증하는 증거들이 있다. 우리가 나이 듦에 따라, 낮은 단계의 감염은 면역계가 뇌세포를 지키는 '항생물질'의 일종으로 베타아밀로이드를 생성하도록 촉진할 수 있다고 매사추세츠종합병원 신경퇴행성 질환연구소의 루돌프 탄지 Rudolph Tanzi 박사는 말한다. 정말 탄지는 베타아밀로이드가 유기물 8종―칸디다곰팡이, 리스테리아, 포도상구균, 연쇄상구균을 포함―을 억제하는 것을 보여주었다. 이론적으로는, 원래 소량의 베타아밀로이드는 뇌 보호작용을 할 수 있지만, 장기간에 걸친 다량의 베타아밀로이드는 잘못돼 뇌세포에 치명적이 된다.

생활의 기술: 감염을 피하도록 주의하라. 적절한 예방접종을 받아라. 65세 이상 노인들을 대상으로 한 캐나다 연구에서, 디프테리아, 파상풍, 소아마비, 독감 예방접종을 받았다고 말한 사람들은 알츠하이머병 발병 위험이 60% 낮았다. 필요한 경우 항생제와 항바이러스제 복용은 당신의 뇌에 도움이 될 수 있다. (37쪽 "항생제를 피하지 마라"를 보라.) 이 잠재적 위험인자에 관한 최근 증거들에 경각심을 가져라.

51

염증과 싸워라

뇌의 불은 치매를 촉진한다

얼마 전까지만 해도 과학자들은 뇌 조직에서 염증이 발생하는 것은 불가능하다고 생각했다. 그들이 틀렸다. 낮은 수준의 염증은 당신의 뇌에서 지속되며, 신경세포를 파괴하고, 당신을 기억력 상실과 알츠하이머병에 훨씬 취약한 표적으로 만들 수 있다고 미국 국립노화연구소 알츠하이머병센터의 한곳인 애리조나주 배너선건강연구소의 저명한 연구자 조셉 로저스Joshep Rogers 박사는 말한다.

왜 그 같은 만성 염증이 당신의 뇌에 정착하는가는 전혀 이해되지 않았지만, 그 폐해는 현미경으로 보면 끔찍한 광경이라고 로저스는 말한다. 본질적으로, 그것은 정상적인 면역계 반응이 잘못된 것이라고 그는 설명한다. 신경교세포라고 불리는 면역청소세포는 독성 베타아밀로이드—병든 뇌뿐 아니라 정상 뇌에서도 존재—를 '외부 침입자'로 보고 제거하기 위해 맹렬한 공격을 시작한다. 그 과정에서 신경교세포는 도가 지나쳐 부주의로 기억과 사고思考에 필수적인, 부근에 있는 수백만 개의 건강한 뇌세포를 파괴한다. 시간이 지나면서, 계속된 낮은 단계의 이 면역 활성화는 죽거나 기능부전인 뇌세포를 양산해, 알츠하이머병을 촉진한다고 로저스는 말한다.

어떻게 뇌 염증이 문제가 될 수 있는가를 알 수 있는가? 당신은 염증인자를 측정하는 혈액검사를 통해 간접 답변을 얻을 수 있다. 최소 10개의 연구는 C-반응단백질(CRP) 같은 염증 표지자들의 높은 혈중 농도는 치매·기억력 손상의 고高위험과 관련돼 있다는 것을 보여준다. 25년에 걸친 한 대규모 연구에서, CRP 혈중 농도가 가장 높은 사람들은 치매 발병 가능성이 가장 낮은 사람들의 거의 3배였다. 메이요클리닉의 최근 연구는 혈중 염증 수준이 높은 사람들에게서 가벼운 인지장애 가능성이 40% 더 높다는 것을 발견했다. 전문가들은 염증이 노화하는 뇌에 주적主敵의 하나라는 것은 의문의 여지가 없다고 말한다.

생활의 기술: 염증을 길들이는 데 도움이 되는 것은 모두 하라. 우선 한 가지 예를 들면, 당신의 염증 상태를 파악하기 위해 CRP 혈액검사를 받아라. 염증과 싸우기 위해, 하루 30~45분 활보闊步를 목표로 육체적 활동성을 유지하라. 지방이 풍부한 생선 그리고(또는) 생선 유보충제를 먹어라. 생선의 오메가-3 지방은 강력한 소염작용을 한다. 염증성이 강한 포화지방, 트랜스지방, 오메가-6 지방을 제한하라. 지중해식 식사를 하라. 당신의 허리 사이즈를 줄여라. 내장과 복부의 지방은 염증을 촉진한다. 소염작용을 하는 영양소와 항산화제를 찾아라. 예를 들면, 카레의 커큐민, 비타민 C, 비타민 E, 알파리포산 등이 있다. 스타틴은 강력한 소염물질이다. 일부 전문가들은 스타틴이 심장병 예방에 효과적인 주요한 이유가 그것이라고 생각한다. 그럼에도 스타틴이 알츠하이머병 예방에 효과적이라는 것은 연구들에서 발견되지 않았다. (246쪽 "스타틴을 연구하라"를 보라.)

52

좋은 정보를 찾아라

신뢰할 수 있는 과학적 정보를 알면 치매 방지에 도움 받을 수 있다

알츠하이머병의 시작·진행을 예방하고, 늦추고, 완화하는 방법—평생 그랬으면 하는 희망을 가지고 있다—을 찾는 것은 이제 많은 연구자들이 매우 우선시 하는 일이다. 그리고 그들은 당신의 위험을 줄이기 위한 새 전략들을 규칙적으로 제시한다. 따라서 당신은 이런 발견들을 훤히 파악하고 있어야 한다. 인터넷 정보와 잘못된 정보의 홍수속에서, 과학적으로 신뢰할 수 있는 최신 연구와 조언을 찾을 수 있는 곳을 아는 것은 좋은 뇌 보호법이다.

생활의 기술: 뇌를 활용하고 뇌를 구하는 데 도움을 얻기 위해, 당신이 의지할 수 있는 최고 품질의 정보를 찾을 수 있는, 대표적인 몇곳이 있다.

◉ 미국 국립노화연구소 National Institute on Aging: 미국 국립보건원 (NIH) 산하기관으로, 미국 내 알츠하이머와 치매 연구의 대부분에 자금 지원을 한다. 그곳의 거대한 웹사이트는 당신의 뇌와 관련해 진행중인 연구, 진단법의 발전, 여러 가지 전략—운동, 식생활, 생활방식

등—의 효과에 관한 최신 정보를 당신에게 제공한다. www.nia.nih.gov 를 찾아가라.

◉ 알츠하이머병 연구포럼 Alzheimer's Research Forum: 선도적 알츠하이머병 권위자와 일반 대중의 논평을 모두 싣는, 매우 생동감 있고 잘 쓰인 웹사이트이다. 그것은 최신 연구를 보도하며, 전문가들 사이의 토론을 전달하고, 획기적이고 논란이 되며 색다른 이론과 생각들을 완벽하게 전달해 준다. 그 분야의 최고 연구자들이 무엇을 생각하고 무엇을 하는가에 관한 전모를 알기 위해 방문하는 곳이다. www.alzforum.org 로 가라.

◉ 알츠하이머병 센터들 Alzheimer's Disease Centers: 미국 국립노화연구소의 자금 지원을 받으며, 전미全美 곳곳의 주요 의료기관에 위치해 있다. 이 센터들은 알츠하이머병의 예방과 치료에 가장 중요하고 첨단적인 연구를 수행한다. 또한 정보, 진단, 의료관리, 임상시험 참가 기회를 제공한다. 이 센터들은 최고로 신뢰할 수 있는 정보원들이다.

◉ 알츠하이머병 협회 Alzheimer's Association: 지역 지부와 그 병에 관한 광범위한 정보를 제공하는 웹사이트를 가진 전국적인 비영리 기관이다. 이 협회의 뇌에 관한 훌륭한 상호작용 투어 tour 를 확실히 체크하라. 그것은 뇌가 어떻게 작동하며 알츠하이머병이 어떻게 뇌를 파괴하는가를 보여준다. www.alz.org 를 찾아보라. 브레인 투어를 위해서는 '알츠하이머병'을 클릭한 뒤 '브레인 투어'를 클릭하라.

◉ 펍메드 Pub Med: 미국 국립보건원의 미국 국립의학도서관이 운영하는 온라인 서비스이다. 당신은 여기서 각종 질병과 건강문제—알츠하이머병, 치매, 인지쇠퇴, 가벼운 인지장애를 포함—에 관한, 전세계적으로 출간된 과학적 연구(1,900 만 건 이상)에 실제로 접근할 수 있다. 당신은 주제, 저자, 잡지명, 논문명으로 검색할 수 있다. 비록

당신이 논문 전체를 다운로드하는 데 돈을 지불해야만 하더라도, 초록(개요)은 무료이다. 만약 당신이 인터넷이나 출판물에서 읽은, 라디오나 TV에서 들은 어떤 것의 과학적 유효성을 체크하고자 하면 이곳은 방문해야 할 곳이다. 만약 전문용어가 혼란스러우면, 초록이나 논문 끝으로 가라. 그리고 주요한 논점을 찾기 위해 '결론'이나 '토론'을 보라. www.pubmed.gov 로 가라.

(역주: 한국인이 쉽게 이용할 수 있는 주요 한국어 사이트는 다음과 같다.)

◉ 국가치매지식정보포털 www.edementia.or.kr: 보건복지부가 운영하는 사이트로 치매 관련 각종 정보를 제공한다. 치매 관련 연구자와 관리자들뿐 아니라 일반 국민, 치매환자와 가족들을 위한 정보 제공을 목적으로 한다. 보도기사, 칼럼, 교육프로그램, 치매환자 관리 정보를 안내한다.

◉ 대한치매학회 www.thedementia.co.kr: 치매 및 관련 질환의 연구·임상에 종사하는 전문가들의 단체. 신경과의사들이 주축을 이룬다. 알츠하이머병, 혈관성 치매 등 치매에 관한 강좌, 치료 및 환자관리, 노인건강 정보, 치매 치료기관 등에 관한 정보를 싣고 있다.

◉ 한국치매협회 www.silverweb.or.kr: 의료·간호·노인복지·심리·법률·경영·영양·건축 등 8개 분야 전문가와 치매환자·가족 그리고 치매에 관심을 가진 사람들의 단체로 각종 치매 정보를 수록하고 있다. 원격치매진료, 학술연구 자료를 싣고 있다.

◉ 한국치매가족협회 www.alzza.or.kr: 치매환자 가족들의 단체로 치매와 관련한 상담·교육·홍보사업 등을 하고 있다. 치매의 원인·증상·대처법뿐 아니라 가족 수기·자원봉사 안내 등을 싣고 있다.

◉ 치매지원센터: 주요 시·군·구별로 지역 내 치매 및 고위험 노인을 조기발견하기 위한 치매지원센터를 운영하고 있다. 서울시의 경우 전 구에서 이 센터를 운영하고 있다. 각 센터별로 운영하는 사이트는 조기검진, 상담 등에 관한 정보를 싣고 있다.

53

인슐린을 정상으로 유지하라

비정상적인 취약한 인슐린은 뇌를 심각하게 위협한다

만약 인슐린이 제대로 돌아가지 않으면, 당신의 뇌는 큰 곤란에 빠진다. 인슐린은 세포들이 음식으로부터 포도당을 흡수하라고 독촉해, 생명과정에 쓰이는 에너지를 공급하는 호르몬이다. 놀랍게도 인슐린은 당신의 뇌에서 강한 힘을 발휘한다고 워싱턴대학 의대 알츠하이머병 책임연구자인 수잔 크래프트Suzanne Craft 박사는 말한다. 그 호르몬은 기억 형성을 강화하고, 당신의 뇌를 파괴하려는 독성 베타아밀로이드의 활동을 차단한다.

보통 인슐린은 부지런하다. 그러나 인슐린은 작용하는 힘을 잃어, 극심한 인지문제를 초래할 수 있으며, 당뇨병·치매가 당신의 뇌를 지배하는 상황을 만들 수 있다. 이런 일은 세포들이 인슐린의 활동에 대해 무감각해지거나 저항성을 가지게 될 때 생길 수 있다. 세포들이 포도당을 받아들여 대사代謝하기를 거부할 때에, 포도당은 세포간극 속으로 흘러간다. 그러면 췌장은 포도당 과다를 시정是正하려는 그릇된 시도에 따라 더 많은 인슐린을 분출한다. 곧 당신의 혈액에는 대사되지 않은 당분과 쓸모없는 인슐린이 넘친다. 이런 상태는 '인슐린 저항성'이라고 불린다. 그것은 뇌 염증, 말초혈관 질환의 원인 제공자 이며, 뇌졸중과 기억력 손상, 알츠하이머병을 촉진하는 아밀로이드 노 인성반, 타우단백질 신경원섬유 엉킴의 원인 제공자일 뿐 아니라, 당 뇨병의 주요한 잠복 원인이라고 크래프트는 말한다.

좋은 뉴스는 인슐린저항성은 예방할 수 있고 치료할 수 있다는 것 이다. 크래프트는 겨우 4주간 사람들이 고高포화지방, 고高당분 식사 를 하게 함으로써 인슐린저항성을 유도할 수 있었다! 그녀는 그 다음 4주간 그들에게 저低포화지방, 저低당분 식사로 바꾸어 줌으로써 그 것을 역전시킬 수 있었다. 그녀는 포화지방과 당분은 나쁜 음식조합 이라고 설명한다. 당분은 인슐린과 포도당을 급등시키며, 포화지방은 그것들을 비정상적으로 오랫동안 증가된 상태로 유지한다. 더 경각심 을 주는 것이 있다. 크래프트는 고지방 식사를 하는 사람들은 중추신 경계에 더 많은 베타아밀로이드를 가지고 있다고 썼다. 그러나 저지 방 식사로 바꾸면 한 달 안에 그것은 줄어든다.

운동, 특히 유산소운동은 강력한 인슐린저항성 치료제이다. "그것은 극적이고 즉각적이다."라고 크래프트는 말한다. "한 번 30분간의 유 산소운동은 24시간 동안 당신의 인슐린 기능을 향상시킨다." 무엇보 다도 올바른 식사와 운동을 병행하면 한 가지만 할 때보다 더 나은 통제력을 발휘한다.

생활의 기술: 현재 간단하고 믿을 수 있는 인슐린저항성검사는 없 다. 그러나 만약 당신의 혈당검사 결과가 높거나 당신이 당뇨병이나 전前당뇨병 진단을 받았다면, 인슐린저항성을 가지고 있다고 보는 것 이 현명하다. 60세 이상 미국인 4명 중 1명이 그렇지만 대부분 그 사실을 모른다.

인슐린을 정상화하는 것은 노화하는 뇌를 위해 당신이 할 수 있는 최대 은전恩典이다. 인슐린 정상화를 위해 다음 전략들을 시도하라. 포화지방과 당분을 멀리 하라. 당糖지수가 낮은 음식을 먹어라. 당지수는 인슐린저항성을 역전시키기 위해 제시된 것이다. 만약 가능하다면 매일, 혹은 적어도 일주일에 3번 유산소운동을 하라. 고高인슐린으로 귀결되는 혈당 급등을 억제하기 위해 계피와 식초를 먹어라. (82쪽 "계피에 열광하라", 273쪽 "모든 것에 식초를 넣어라"를 보라.)

54

재미있는 직업을 가져라

뇌를 흥분시키는 일은 뇌를 강하게 만든다

보수가 많고 사회적 지위가 높은 직업은 당신을 행복하게 만들 것이 확실하다. 그러나 당신의 뇌는 생각을 하게 만드는 일을 할 때에 번창한다. 듀크대학 의대 정신과 조교수 가이 포터 Guy Potter 박사에 따르면, 직업적으로 계속 공부하는 사람들은 알츠하이머병을 포함해 치매 위험이 낮다.

남성 일란성 쌍생아에 관한 포터의 연구에서, 높은 수준의 추리, 언어, 수학적 능력을 요구하는 직업을 가진 사람들은 알츠하이머병에 걸릴 위험성이 낮았다. 놀랄 것도 없이, 그런 집단에는 의사, 변호사, 기술자, 교수, 작가, 건축가, 회계사가 포함된다. "그러나 지능을 사용하는 사람은 화이트칼라 전문직에 한정되지 않는다."라고 포터는 지적한다. 승진을 위해 규칙적으로 직업훈련을 받고 교육과정을 밟는, 사회적 지위가 낮은 직업 종사자들 또한 치매 위험이 줄어든다.

비슷하게 케이스 웨스턴 리저브대학의 캐슬린 스미스 Kathleen Smyth 박사는 중년기에 정신적으로 쉬운 직업에만 종사하면 알츠하이머병 위험이 증대되는 반면, 정신적으로 더 도전적인 직업으로 옮기면 그 위험이 줄어드는 것을 발견했다. 그리고 고등교육의 기회를 놓쳤을 경우, 만약 일생을 통해 정신적으로 자극적인 직업을 가지면, 그것이 알츠하이머병으로부터 당신을 지키는 데에 도움이 될 것이라고 연구자들은 말한다.

당신의 뇌를 자극하는 데에 멋있는 직장이나 직업이 필요하지 않다는 것을 보여주는, 가장 매력적인 연구들 중 하나는 런던의 택시운전사들을 대상으로 한 것이다. 유니버시티 런던 칼리지의 연구자인 엘리너 맥과이어 Eleanor A. Maguire 박사는 뇌 심상화 imaging 를 사용해, 면허 취득을 위해 꼬불꼬불한 거리와 표지로 이뤄진 런던의 복잡한 길을 기억하고 찾아야 하는 택시운전사들은 뇌세포가 더 크게 자랐다고 기록했다. 그들은 일반 자동차운전자들에 비해 뇌에서 기억을 형성하는 부위인 해마의 회백질부가 뚜렷하게 더 커졌다. 그리고 그들이 더 많은 햇수 동안 택시를 운전할수록, 더 큰 회백질부를 형성했다. 대조적으로 정해진 노선을 기계적으로 운행하는 런던의 버스운전사들은 회백질부의 증대를 보이지 않았다. 맥과이어는 런던의 택시운전에 요구되는 정신적 전문성이 실제로 뇌 구조의 관련 부위에서 신경세포를 확대시켰다고 결론 내렸다. 흥미로운 것은, 택시운전사들이 은퇴한 뒤 수년 내에 해마 회백질부의 양은 보통으로 되돌아갔다는 것이다.

생활의 기술: 정신을 사용해야 하는 직업을 선택하라. 직업과 관련된, 진행 중인 교육과 발전의 기회에 참가하라. 가능하다면 지루하고 정신적 도전이 없는 직업은 피하라. 핵심은 진행 중인 학습이라고 연구자들은 말한다. 한편 스미스 Smyth 의 언급대로, "모든 사람이 천체물리학자일 수는 없다." 직업 외적으로 당신의 정신을 활성화함으로

씨, 덜 자극적인 직업에서 생기는 정신적 위축에 대응하는 데 도움을 받을 수 있다고 그녀는 말한다. 그녀는 '새로움을 추구하는' 활동과 교육 과정의 이수를 권장한다. (208쪽 "뭔가 새로운 것을 하라"를 보라.)

55

모든 종류의 주스를 마셔라

매일 한두 잔은 알츠하이머병 가능성을 크게 줄인다

아침에 일어나 주스 한 잔을 마시는 것은 쉬운 일이다. 그런데 그 간단한 행동이 당신의 알츠하이머병 가능성을 얼마나 많이 줄일 수 있는가를 알면 놀랄 것이다. 내슈빌 소재 밴더빌트대학 의대의 주목할 만한 연구는, 일주일에 세 번 이상 과일·야채 주스를 마시는 사람들은 일주일에 한 번 미만 마시는 사람들에 비해 알츠하이머병 위험이 76% 떨어졌다는 것을 보여줬다. 일주일에 한두 번 주스를 마시기만 해도 알츠하이머병 가능성을 16% 줄였다.

색깔 짙은 주스—콩코드포도주스, 석류주스, 블루베리주스 등—는 실험동물의 뇌에서 기적을 만든다는 것을 전문가들은 안다. 캘리포니아주 로마 린다대학의 연구에 따르면, 알츠하이머병에 걸리도록 유전자 변형된 쥐들에게 석류주스를 먹였을 때에, 이들은 맹물을 먹인 쥐들에 비해 뇌 베타아밀로이드 노인성반 형성이 절반에 불과해 알츠하이머병 가능성이 더 낮았다. 미로迷路검사에서 석류주스를 먹인 쥐들은 물을 먹인 쥐들에 비해 더 똑똑하고, 더 빠르고, 더 효율적이었다.

터프츠대학 제임스 조셉 James Joseph 박사와 신시내티대학 로버트 크리코리언 Robert Krikorian 박사가 수행한 매력적인 연구는, 콩코드포도주스나 상업용 블루베리주스를 마신 결과, 초기 기억력 상실과 알츠하이머병 고高위험을 가진 노인들의 단기短期 기억과 언어 기억이 향상됐다는 것을 보여주었다. 100% 콩코드포도주스를 매일 약 두 잔씩 12주간 마신 사람들은 위약僞藥 음료수를 마신 사람들에 비해 표表를 더 잘 기억할 수 있었다.

다른 검사에서도 비슷한 결과를 보였다. 시판 중인 야생 블루베리주스를 12주간 마신, 가벼운 인지장애를 가진 노인들은, 기억력 기능 검사의 점수는 40%, 단어목록 기억검사의 점수는 20% 향상됐다. 시험대상자들은 체중에 따라 매일 블루베리주스를 1¾ 내지 2½컵씩 마셨다.

조셉과 크리코리언은 포도색과 푸른색에 항산화제(폴리페놀)가 고도로 집중돼 있다고 여긴다. 적赤포도주스와 백白포도주스는 항산화제가 훨씬 적고, 인지認知 촉진제로서 효과가 더 적다고 그들은 말한다.

많은 과일·야채 주스의 뇌 보호 잠재력을 정밀하게 검사하지는 않았다. 따라서 어느 것이 가장 강력한가를 확신하는 것은 불가능하다. 어떤 연구는 항산화제 리코펜이 풍부한 토마토주스는 노화하는 뇌를 보호할 수 있을 것이라고 시사한다. 한편 사과주스는 전반적인 항산화력은 낮지만, 알츠하이머병에 효과적인 다른 마술을 가지고 있다. (46쪽 "사과주스를 마셔라"를 보라.) 오렌지주스는 항염抗炎성분이 새로 발견됐다.

生活의 기술: 무엇을 잃겠는가? 왜 매일 주스 한 잔 마시는 것을 습관화하지 않는가? 모든 종류의 과일·야채는 무수한 질병들로부터 당신을 구하는 데 도움이 되기 때문에, 그것은 위험한 도박이 절대 아니다. 알츠하이머병과 조기(早期) 기억력 상실은 단지 시작일 뿐이다. 섞어라. 포도, 석류, 블루베리 주스처럼 색이 짙은, 뇌에 입증된 주스를 많이 마시는 것은 현명한 일일 것이다. 그러나 오렌지, 자몽, 파인애플, 망고, 체리, 프룬(자두의 일종), 그리고 나머지 모든 과일을 잊지 마라. 그것들 역시 뇌에 이점을 줄 가능성이 있다. '과일 음료수'가 아닌, 100% 과일·채소 주스를 마시는 것을 확실히 하라. 라벨에 '당분 무첨가'라고 된 것을 찾아라. 당신이 인근에서 야생 블루베리주스를 찾을 수 없다면, 신시내티의 터프츠대학 연구에 사용된 반다이크사(社)의 제품은 www.vandykblueberries.ca 에서 살 수 있다.

56

언어를 사랑하는 법을 배워라

언어능력은 더 크고, 더 똑똑하고, 더 강한 뇌를 만든다

인생 전반기에 복잡한 생각을 명료하고 복합적으로 글 쓰는 능력은 인생 후반기에 당신이 알츠하이머병에 걸릴 가능성을 낮춘다. 그리고 그런 전반기의 언어실력은 비록 당신이 알츠하이머병 진단에 들어맞는 심한 뇌 질환에 걸리더라도 승리한다. 그것은 소위 '수녀修女 연구'에 참여한, 미국의 가톨릭 여성노인 600명 이상을 대상으로 한 연구의 매력적인 결론이다.

책임연구자인, 온타리오 소재 워털루대학 수잔 타이어스Suzanne Tyas 박사는, 수녀들이 10대 후반 또는 20대 초반 수녀원에 들어갔을 때 그들이 손으로 쓴 에세이들을 봤다. 그 자서적전 에세이들을 '생각의 밀도密度'와 '문법적 복합성'을 기준으로 채점했다. 그 목적은 뇌 병리현상의 정도를 감안해, 초기 글쓰기의 어학적 능력을 각 수녀들의 노년 인지認知상태와 비교하는 것이다.

놀라운 발견이 있었다. 초기 어학능력이 뛰어난 수녀들은 언어능력이 떨어졌던 수녀들에 비해 70대, 80대, 90대에 치매에 걸리지 않을 가능성이 분명히 더 높았다. 연구대상이 된 180 명 중 3 분의 1 은 알츠하이머병으로 진단될 만한 뇌 손상을 가지고 있었다. 그런데 뇌 손상을 가진 사람들 중 절반 정도만 살아 있는 동안 치매 증상을 보였다. 가장 흥미로운 사실은 언어능력 점수가 높은 4 분의 3 은, 알츠하이머병을 암시하는 뇌 손상을 가졌음에도 불구하고, 하위 4 분의 1 과 비교해 치매 증상이 나타나지 않을 가능성이 7~8 배였다는 것이다.

타이어스는 "언어능력은 예비 능력을 반영하는 초기 삶의 특성들 중 하나로, 알츠하이머병의 임상적 발현을 막는 데 도움을 주는 것"이라고 시사했다. 요약하면, 젊었을 때 더 언어적인 뇌는 노년에 알츠하이머병 발병을 막는 데 도움이 될 수 있다.

어린 시절부터 이중 언어를 사용하는 것 또한 치매 시작을 4 년 늦출 수 있다고 요크대학 심리학과 교수인 엘렌 비알리스토크 Ellen Bialystok 박사가 수행한 캐나다의 한 연구는 말한다. 치매는 두 가지 언어를 유창하게 구사하는 사람에게서는 평균 75.5 세에 발병했다. 반면 한 가지 언어만을 사용하는 사람들에게서는 71.4 세에 발병했다. 이스라엘 연구자들은 노인들이 더 많은 언어를 말할수록 인지상태는 더 좋다는 것을 발견했다. 이론적으로, 한 가지가 넘는 언어를 다루는 것은 지속적으로 뇌를 운동시키고 강화한다.

생활의 기술: 당신이 젊다면 언어생활을 더 진작하라. 만약 늙었다면 계속 폭넓게 읽고 당신의 생각을 표현하도록 광범위하게 글을 써라. 당신의 모국어 외의 언어 공부를 고려하라. 자녀를 다른 언어들에 노출되게 하라. 글쓰기 과정을 밟아라. 연구에 따르면, 당신의 나이가 어떻게 되든 계속 언어능력을 키우면 뇌가 자극된다. "알츠하이머병 위험을 낮출 수 있는 정신운동의 일환으로 언어 공부를 권장한다는

생각은 논리적이다."라고 뉴욕시 소재 마운트 싸이나이의대 알츠하이머병 연구교수 사무엘 간디 Samuel Gandy 박사는 말한다.

57

렙틴 결핍을 피하라

높은 수준의 '식욕 억제 호르몬'은 알츠하이머병 위험을 줄인다

뇌에게 배가 부르니까 먹는 것을 중단하라고 말하는 식욕 억제 호르몬은 알츠하이머병으로 귀결되는 뇌 손상도 중단시킨다. 보스턴대학 연구자들이 수행한 한 대형 연구에서, 만약 '식욕 억제' 호르몬인 렙틴의 혈중 수치가 높으면, 낮은 수치인 사람들과 비교해 알츠하이머병 발병 가능성이 4분의 1로 낮다는 것이 발견됐다.

울프강 리브Wolfgang Lieb 박사와 동료들은 대규모 남녀 노인집단에서 렙틴을 측정했다. 그리고 누가 알츠하이머병에 걸렸는지를 보기 위해 25년 동안 그들을 추적했다. 그 위험은 렙틴 수치가 가장 낮은 사람들이 25%였으며 가장 높은 사람은 6%였다. 스탠포드대학의 렙틴연구자 웨슨 애쉬포드J. Wesson Ashford 박사는 "그 4배 차이는 매우 큰 것"이며 ApoE4 유전자를 보유한 것만큼 위험하다고 말했다. "그것은 만약 당신이 렙틴 수치가 낮은 사람들을 맡아 그들의 렙틴 수치를 높이면, 알츠하이머병을 10년 지연시킬 수 있다는 것을 의미한다."라고 애쉬포드는 말한다.

게다가 MRI 스캔은 렙틴 수치가 높은 노인들은 낮은 사람들에 비해 핵심 기억 센터인 뇌의 해마 부위가 더 크다는 것을 보여줬다. 그러나 높은 렙틴은 비만인 사람들에게서 치매 위험을 줄이지 않았다. 많은 사람들이 인슐린호르몬 저항성을 갖는 것처럼, 아마 그것은 비만인 사람들이 렙틴 저항성을 발전시키는 경향이 있기 때문인 것 같다. 렙틴은 지방세포들에 의해 분비되며 비만·당뇨병과 연루돼 있다.

다른 연구에 의하면, 렙틴은 인지쇠퇴도 늦추는 것 같다. 샌프란시스코 캘리포니아대학 카렌 홀든Karen Holden 박사가 수행한 2,871명에 대한 연구에 의하면, 렙틴 수치가 높은 노인들은 낮은 노인들에 비해 인지쇠퇴를 경험할 가능성이 34% 낮았다.

많은 신경과학자들은 알츠하이머병에서 렙틴의 가능한 역할에 관해 놀라지 않는다. 동물에게서 렙틴은 기억력을 향상시키며, 알츠하이머병의 지표인 뇌 아밀로이드와 타우단백질의 수준을 떨어뜨린다.

생활의 기술: 렙틴호르몬 조절은 힘들며 완전히 이해하지는 못하고 있다. 그러나 당뇨병과 싸우는 동일한 것들은 렙틴을 향상시키는 것 같다. 가장 중요한 것은 습관화된 유산소운동이라고 전문가들은 말한다. 그것은 렙틴을 더 민감하게 만든다. 또 당신은 당분 섭취를, 고高과당 옥수수시럽에서처럼 특별히 첨가된 과당 섭취를 줄여야 한다. 고과당 식사는 렙틴저항성을 유도할 수 있다. (과일에서 자연 발생한 과당은 위험하지 않을 것이다.) 지방이 풍부한 생선과 생선유를 섭취하라. 오메가-3 지방은 렙틴을 향상시킨다. 동물성 지방과 트랜스지방은 적게 먹어라. 실험동물의 먹이를 고高지방에서 저低지방 식사로 바꿨더니 렙틴이 정상화됐다. 혈당과 비만을 관리하라. 둘 다 렙틴에 해롭다.

58

외로움을 피하라

외로움은 알츠하이머병 가능성을 2배로 높인다

외롭다는 것과 혼자라는 것은 다르다고 러시대학의 심리학자이자, 외로움과 알츠하이머병 위험에 관한 연구의 주요 저자인 로버트 윌슨Robert S. Wilson 박사는 말한다. "외로움은 사회적 단절이 아니라 감정적 단절이다."라고 그는 말한다. "그것은 혼자라고 느끼는 것이지 단지 혼자 있는 것이 아니다."

외로움을 측정하기 위해, 윌슨과 동료들은 노인 800명에게 일련의 진술에 대해 얼마나 동의하는가를 물었다. 그 진술은 "나는 일반적인 공허감을 경험한다." "나는 주변에 사람들이 그립다." "나는 충분한 친구가 없다고 느낀다." "나는 종종 버려졌다고 느낀다." "나는 정말 좋은 친구를 갖는 것이 그립다."를 포함한다.

외로움은 알츠하이머병의 주요한 표지자의 하나로 나타난다. 외로움 점수가 가장 높은 사람들은 가장 낮은 사람들에 비해 알츠하이머병 발병 가능성이 2배였다. 게다가 4년 동안 가장 외로운 사람들은 여러 형태의 기억력·인지기능 쇠퇴가 가장 빨랐다.

왜 외로움이 뇌에 그처럼 힘든 것인가는 분명하지 않다. 윌슨은 그것이 신경계를 어느 정도 '위태롭게 할' 수 있을 것이라고 생각한다. 예를 들면, 사회적으로 격리된 동물들은 중요한 기억 센터들의 뇌세포가 위축돼 손상된 기억을 가지게 된다. 또한 일부 외로운 사람들은 현재의 사회적 상호작용에 만족하는 것이 단순히 대규모 사교모임을 갖는 것보다 알츠하이머병을 지연시키는 데에 더 중요할 수 있다고 그의 연구는 시사한다. 그런 사람들은 비록 친구들이 있고 사회적으로 활동적인 것처럼 보이더라도 계속 외로움을 느낀다고 말한다.

누가 가장 취약한가? 놀랄 것도 없이, 혼자 살며 배우자나 친한 친구의 죽음을 경험한 노인들이라고 최근 호주의 한 연구는 말한다. 또 이 연구는 가족—특히 자녀와 손자녀—과 상호작용을 하고, 더 젊은 친구들을 찾고, 음식 관련 모임을 마련하고, 애완동물을 키우고, 정원 가꾸기와 독서로 시간을 보내는 노인들에게 외로움이 적다는 것을 발견했다.

생활의 기술: 외로움은 다양한 연령대를 뒤흔들며, 환경의 결과라기보다 오히려 성격적 특성이기 때문에 쉽지 않다고 윌슨은 말한다. 그는 가급적 악화되기 전에 인지장애 중단에 도움이 되도록, 치료와 항우울제—외로움은 우울증과 관련돼 있다—를 제안한다. 또 당신은 사회적 격리를 피해야 한다. 그것은 외로움을 악화시킨다. 만약 당신이 외로운 노인을 안다면, 그에게 관심을 보여라. 사소한 사회적 상호작용도 많은 것을 의미할 수 있다. 뇌가 외로움으로 인해 죽게 하지 마라.

59

결혼을 받아들여라

결혼을 유지하면 뇌는 더 행복해진다

알츠하이머병 예측을 위해 이 비非정통적인 검사를 시도해 보라. 당신의 왼손 약지(새끼손가락의 옆 손가락)를 보라. 맞다. 스웨덴과 핀란드의 한 대규모 연구에 따르면, 당신의 결혼 상태는 대단히 큰 단서이다. 결혼해 살거나 의미 있는 다른 사람과 함께 사는 것은 알츠하이머병을 쫓는다. 혼자 사는 것은 당신을 훨씬 더 취약하게 만든다. 만약 당신이 여성인 경우에 특별히 그렇다.

구체적으로 살펴보자. 학문 연구자들은 중년 약 1,500명의 개인 정보를 모았다. 그리고 21년 뒤 그들의 치매 조짐을 체크했다. 감정적 연결의 상관관계는 놀라웠다. 중년(50세 전후)에 파트너가 있으면 65세 이후 인지장애의 위험이 절반으로 줄었다. 대조적으로 중년에 싱글인 사람들―이혼, 미혼, 사별한 사람들―은 인생 후반기의 치매 가능성이 커플인 사람들의 2~3배였다.

혼자 사는 미망인은 알츠하이머병 위험이 6배였다. 가장 취약한 사람은 알츠하이머병의 유전적 위험인자인 ApoE4를 보유한, 혼자

사는 미망인이었다. 그들의 알츠하이머병 위험은 유전자적으로 그 병에 취약하지 않은 동거 커플들의 14배로 급등했다.

　그것을 어떻게 설명할까? 인정하건대, 결혼 그리고 헌신적 연결의 사회적 감성적 유대는 알츠하이머병처럼 파괴적인 뇌 질환의 병리현상과 증상에 그처럼 강한 충격을 줄 수 있었다. 연구자들은 강한 사회적 상호작용은 '두뇌 보유고保有庫'를 만든다고 이론화한다. 그것은 기억력 상실과 알츠하이머병에 대한 저항성을 증가시킨다. (87쪽 "두뇌 보유고를 만들라"를 보라.) 그러나 지금 싱글들이 왜 그렇게 위험한가는 아직도 큰 미스터리이다.

　생활의 기술: 당신에게 배우자나 다른 의미 있는 사람이 있다면, 자신이 행복하다고 생각하라. 만약 없다면, 그런 사람을 찾아라. 또는 폭넓은 친구·친지 관계에서 강한 사회적 유대를 형성해 보상하라. 그 같은 모든 사교활동은 뇌를 더 행복하고 더 건강하게 만드는 것 같다. 그리고 알츠하이머병과 더 편안하게 거리를 유지할 수 있게 한다.

60

육류의 위험을 알라

지나친 육류는 뇌를 알츠하이머병으로 유도한다

"당신이 육류를 많이 먹을수록 치매 가능성은 더 높아진다."라고 7개국 노인 1만 5,000명을 대상으로 한 영국의 한 대규모 연구는 결론 내렸다. 일반적으로 육식을 하는 사람들은 육류를 전혀 먹지 않은 사람들에 비해 치매에 걸릴 가능성이 약 20% 높았다고 그 연구를 수행한 킹스 칼리지 런던 King's College London 의 에밀리아노 알바네제 Emiliano Albanese 박사는 말했다. 뉴욕 소재 컬럼비아대학의 최근 연구는 붉은색 육류와 오렌지색 육류를 노인 집단에서 알츠하이머병 가능성을 높인 주범으로 지목했다. 캘리포니아주 로마 린다대학의 연구자들은 육류를 많이 먹는 사람들의 치매 발병 가능성은 채식하는 사람들의 2배라고 보고했다.

이것은 놀랄 일이 아니다. 육류는 알츠하이머병의 잘못된 환경을 유도하는 책임이 있다. 한 가지 예를 들면 염증이다. 육류는 염증을 부추기는 것으로 알려진 아라키돈산酸의 주요한 원천이다. 게다가 육류 요리는 전형적으로 독성이 강한 화학물질—이종환식아민 또는

HCA—들을 생성한다. 이것들은 세포를 맹렬하게 공격해, 노화성 기억력 쇠퇴와 알츠하이머병의 근본 원인으로 인정되는 산화적酸化的 손상을 일으키는 활성산소이다. 그런데 HCA는 암도 촉진한다. HCA들은 동물 고기의 단백질과 열 사이의 화학적 반작용으로 육류 내부 깊은 곳에서 형성된다. 따라서 그것들은 긁어낼 수가 없다. 게다가 육류는 헴철heme iron의 주요한 원천이다. 뇌 속 과도한 철분은 신경퇴행과 치매를 촉진하는 것으로 여러 연구에서 나타났다.

그리고 무서운 니트로사민이 있다. 이것은 아질산염나트륨으로 보존처리된 육류에서, 그리고 그런 육류를 섭취한 인체에서 형성된다. 육류에는 햄, 핫도그, 베이컨, 살라미 소시지, 볼로냐 소시지, 파스트라미, 모든 종류의 편육片肉이 포함된다. <알츠하이머병 저널>에 발표된 최근의 한 연구는 알츠하이머병(파킨슨씨병과 당뇨병뿐 아니라)으로 인한 사망률 증가를 니트로사민 노출 증가와 직접 연결시켰다. "그것은 매우 충격적이다."라고 책임연구자인, 프로비던스(로드아일랜드주) 소재 브라운대학 워런 앨퍼트의대의 신경병리학자 수잔 드 라 몽트Suzanne de la Monte 박사는 말한다. "당신은 가능한 한 최선을 다해 이 물질을 피하도록 정말 조심할 필요가 있다." 그녀는 스트렙토조토신이라는 니트로사민과 같은 약을 연구한 뒤 위험성을 의심했다. 스트렙토조토신은 실험동물에서 알츠하이머병을 유도할 수 있다. 그녀는 육류에서 나오는 니트로사민도 같은 일을 할 것이라고 생각했다. 지금 그녀는 그렇다고 믿는다.

생활의 기술: 당신이 먹는 붉은색 육류의 양을 제한하라. 그것은 쇠고기, 돼지고기, 송아지고기, 양고기, 특별한 과정을 거쳐 보존처리된 육류—햄, 편육, 핫도그, 베이컨—를 의미한다. 그 모든 것은 뇌 손상을 진행시키는 장場을 마련해, 더 빠른 기억력 쇠퇴, 치매, 알츠하

이머병을 초래할 수도 있다. 가금류는 어떤가? 그것 또한 육류로 여겨지지만, 컬럼비아대학 연구자들은 그것을 알츠하이머병 촉진이 아닌 제지에 도움 되는 식품으로 분류했다. 따라서 붉은색 육류의 대체품으로 가금류를 사용하는 것은 좋다. 물론 생선이 더 권장된다.

61

의료용 마리화나를 고려하라

논란이 많은데 그것이 알츠하이머병 예방에 도움이 될까?

어떤 생각이 괴상하고 불합리하며 정치적으로 정당하지 못할 수 있다. 그러나 만약 그 뒤에 정당한 과학이 있다면, 그것은 알츠하이머병 연구포럼의 활기 넘치는 웹사이트 www.alzforum.org 에 등장할 수 있다. 그 사이트는 뇌 연구의 유력자들이 지배한다. 그들은 알츠하이머병에 관한 새로운 사고思考를 자극하는 비전통적인 토론글을 즐긴다. 예를 들면, 우연히 마리화나가 함유된 초콜릿케이크를 먹은 치매할머니의 경우이다. 그녀는 우려와 달리 상태가 나빠지기는커녕 그것을 먹었을 때(총 4 회)마다 의식이 더 또렷해졌다.

그 일화가 사실인지 아닌지는 알려지지 않았다. 그러나 선도적 연구소들의 최근 연구는 대마초(마리화나의 식물명)에 들어있는 화학물질들이 노화하는 동물들에게서 병든 뇌의 변화를 늦출 수 있으며 심지어 잃어버린 기억을 되찾는 데 도움이 된다는 것을 보여준다.

캘리포니아주 스크립스연구소는 마리화나의 활동적인 성분 THC 가 대중적인 항抗알츠하이머병 약과 같이, 그러나 그것보다 더 강력하게 작용한다고 결론 내렸다. 시험관 연구들에서, THC 는 뇌를 막는 아밀로이드 노인성반 plaques 의 형성을 아리셉트 Aricept 보다 88%, 코그넥스 Cognex 보다는 93% 더 잘 막았다.

늙은 쥐들에게 THC 같은 합성 화학물질을 투여했더니 기억력이 향상됐다고 오하이오주립대학 심리학·신경과학 교수 개리 웬크 Gary L. Wenk 박사는 말한다. 그것은 특정 뇌 기능을 재생시키는 데 도움이 됐다. 웬크는 마리화나에 강한 항염抗炎효과가 있다고 믿는다. 뇌의 염증은 알츠하이머병의 주범이며, THC 는 그가 연구한 어떤 요소들보다 혈관·뇌 장벽을 잘 통과한다고 그는 말한다.

물론 연구자들은 알츠하이머병 예방을 위해 마리화나를 불법적으로 사용하는 것을 권장하지 않는다. 대신 웬크는 강한 정신작용을 유발하지 않는 극소량의 항抗알츠하이머병 성분을 뇌 속으로 투입하는 합법적인 방법을 찾고 있다. 한 가지 가능성은 정신작용이 없는 극소량의 THC 를 피부를 통해 주입하는 의료용 마리화나패치를 개발하는 것이라고 그는 말한다. 그는 그것이 염증과 증상이 나타나기 전에 알츠하이머병 고위험군을 구하는 데 도움이 되기를 희망한다.

생활의 기술: 실제로 많지는 않지만 열린 마음을 가지라고 웬크는 말한다. 합법적인 의료용 마리화나와 합성 THC 의 사용은 팽창하고 있다. 신비하고 폐해가 극심한 알츠하이머병의 세계에서, 우리는 '색다른 아이디어들'을 고려할 필요가 있을지도 모른다고 다른 과학자들은 덧붙인다. 한편 기억력 상실과 알츠하이머병 예방수단으로, 당신은 마리화나 흡연에 의존해서는 안 된다. 보통 담배나 마리화나의 흡연은 매우 해롭다.

62

명상을 하라

그것은 더 크고, 더 좋은 뇌를 만드는 조용한 방법이다

규칙적으로 명상하는 사람들은 뇌 회백질부가 더 크며, 주의력이 더 오래 지속되고, 나이를 먹어도 인지쇠퇴가 더 적은 경향이 있다고 에모리대학 정신과 조교수 주세페 파뇨니 Giuseppe Pagnoni 박사는 말한다. 시험대상자들의 전체 회백질부 양을 측정하는 정교한 뇌 스캔을 사용해, 그는 명상을 하지 않는 사람들에게서 나이를 먹음에 따라 예상되는 정도의 회백질부 쇠퇴를 발견했다. 그러나 놀랍게도 선禪 명상을 하는 사람들은 그렇지 않았다! 게다가 명상을 한 사람들은 주의력 지속에 관한 컴퓨터검사에서도 더 잘 했다.

UCLA 연구자들은 명상이 "뇌를 더 크게 만드는 데" 도움이 될 수 있다는 것에 동의한다. MRI 스캔은 5~46년 동안 매일 10~90분간 명상한 사람들은 명상하지 않은 대조집단에 비해 기억·감정과 관련된 뇌의 특정 부위에서 회백질의 양이 더 많았다는 것을 보여주었다. 뇌 해부학의 차이는 왜 지속적으로 명상하는 사람은 더 긍정적인 감정을 가지며, 감정적 안정성을 가지고, 의식적인 행동을 더 잘 하는가

—즉, 집중력이 더 강한가—를 설명하는 데 도움이 될 수 있다고 연구자들은 말한다. 명상이 어떻게 뇌 구조를 그처럼 강력하게 바꾸는가는 신비한 일이다. 이론적으로 그것은 어떻게든 신경세포의 수를 증가시키고, 더 큰 신경세포의 성장을 촉진하며, 또는 특별한 '배선配線' 형태를 만든다.

그러나 노화의 전형적 결과인 뇌 위축의 방지와 관련해, 명상이 나이를 먹음에 따라 우리 뇌를 보호할 수 있는 유일한 방법은 아니다. 또 명상은 혈압을 낮추고 스트레스, 우울증, 염증을 줄일 수 있다. 혈당과 인슐린 수준을 개선시키며 뇌 혈류를 증가시킬 수 있다. 이 모든 것은 기억력 상실, 인지장애, 알츠하이머병과 관련돼 있다.

놀랍게도 여러 형태의 명상이 인지문제를 방지하는 데에는 많은 과학적 근거가 있다. 펜실베니아대학 의대 앤드류 뉴버그Andrew Newberg 박사는 키르탄 크리야Kirtan Kriya로 알려진, 매일 12분간 시행하는 일종의 요가 명상을 8주간 시행한 결과, 가벼운 인지장애를 가진 52~77세 사람들의 뇌 혈류가 극적으로 증가했다는 것을 보여주었다. 특별히 재미있는 것은 명상이 뇌 전두엽—기억 회복에 관련되며 특별히 알츠하이머병의 표적이 되는 부위—의 활동을 증가시켰다는 것이다. 명상은 기억력검사에서의 더 좋은 점수에 의해 인지기능을 개선시켰다는 것도 드러났다. "명상은 실질적으로 뇌가 스스로 강해지게 할 수 있으며, 알츠하이머병 같은 신경퇴행성 질환을 예방할 수도 있다는 과학적 증거를 우리는 처음으로 보고 있다."라고 뉴버그는 말했다.

生活의 기술: 만약 당신이 명상에 익숙지 않다면, 어떤 것이 마음에 드는지를 보기 위해 여러 형태의 명상에 관해 알아보라. 방법은 변한다. 집중되고 이완된 의식意識상태를 만들기 위해 의도된 구체적 자세와 만트라(단어나 구절의 반복)를 가끔 포함한다. 당신이 사는 곳의 명상센터들을 찾아보라. 또한 당신은 명상방법을 보여주는 책, 오디오테이프, DVD를 찾을 수 있다.

빠른 소개와 과학적 정보를 얻기 위해, 미국 국립보건원(NIH)의 국립보완·대체의학센터의 웹사이트 http://nccam.nih.gov/health/meditation를 체크하라. 그 사이트는 마음챙김 명상과 초월 명상을 포함해 명상의 이점에 관한 연구를 지원한다.

하루 몇 분간이라도 성실하게 명상을 하면, 당신이 나이 먹어도 정신적 예리함을 보존하고 알츠하이머병 가능성을 줄이는 데 도움이 될 수 있을 것이다.

63

지중해식 식생활을 따르라

녹색 채소,올리브유,약간의 포도주는 알츠하이머병을 멀리하는 데 도움이 된다

어디에 살든, 지중해식 식생활은 당신의 뇌를 기억력 퇴행과 치매로부터 구제하는 데 도움이 될 수 있다. 그리스인들과 이탈리아인들이 전통적으로 먹는 것은 정말 뇌에 좋은 음식이라는 사실을 여러 연구들은 거듭 확인했다. 이 식생활—풍부한 녹색 채소, 생선, 과일, 견과류, 콩과 식물 그리고 약간의 포도주—을 따르면, 당신의 알츠하이머병 가능성을 절반으로 줄일 수 있다.

그리고 당신이 이 식생활을 더 철저히 지킬수록, 노화하는 당신의 뇌는 더 극적인 혜택을 얻게 된다. 컬럼비아대학 의대 알츠하이머병 책임연구자 니콜라오스 스카르메아스Nikolaos Scarmeas 박사가 수행한 최근의 한 연구에서는, 정상적인 기억력을 가진 노인들 중 지중해식 식생활을 철저히 한 사람들이 가벼운 인지장애에 걸릴 확률은, 그식생활을 가장 멀리한 사람들과 비교할 때 28% 떨어졌다. 심지어 그식생활에 중간 정도의 관심을 쏟은 사람들도 인지장애 위험이 17% 줄어들었다.

그 뉴스는 가벼운 기억력 상실이 알츠하이머병으로 발전하지 않을까 두려워하는 사람들에게 더 좋은 소식이다. 지중해식 식생활을 가장 충실하게 지키면, 알츠하이머병으로 전이될 가능성이 48%나 줄어들었다. 거의 절반이다!

지중해식 식생활을 그처럼 강력하게 만드는 것은, 그 식생활이 단지 한 가지 음식이나 몇 가지 영양소에 의존하지 않는 점이다. 그것은 복합적인 많은 뇌 후원자들로 구성된 다채로운 메뉴이다. 스카르메아스는 올리브유, 적포도주, 과일과 채소, 특히 토마토, 양파, 마늘 속에 일련의 항산화제—비타민 C, 비타민 E, 카로테노이드 포함—가 들어있어 뇌세포를 산화적 손상으로부터 막는다고 믿는다.

같은 음식들 중 많은 것들이 알츠하이머병의 범인인 염증과 싸운다. 하버드 의사들에 따르면, 염증의 척도인 C-반응단백질(CRP)의 혈액검사에서, 엄격히 지중해식 식생활을 따른 여성들은 보통 식사를 한 사람들에 비해 24% 낮은 점수를 보였다. 지방이 풍부한 생선의 오메가-3 또한 강력한 항염抗炎작용을 한다. 그리고 지중해식 식생활의 주성분 중 하나인 올리브유는, 알츠하이머병의 지표인 타우단백질 신경원섬유 엉킴 neurofibrillary tangles 형성을 저해하는 화학물질들을 함유한다.

생활의 기술: 열정을 갖고 지중해식 식생활을 하라. 여기에 스카르메아스의 지중해식 식생활 처방이 있다. "전통적인 지중해식 식생활의 특징은 다음과 같다. 식물성 식품(야채, 과일, 콩과 식물, 곡류)의 다량 소비, 단일불포화지방의 주요 원천으로서 다량의 올리브유, 소량의 포화지방, 중간 정도의 생선, 소량 내지 중간 정도의 유제품, 소량의 육류와 가금류, 소량 내지 중간 정도의 와인, 그리고 정상적인 식사이다." 지중해식 식생활은 매달 1~3 회 정도만 단 음식과 붉은색 육류를 포함한다고 그는 덧붙인다.

64

기억력 문제를 인식하라

그것은 정상적인 노화인가, 알츠하이머병인가?

중년을 지나면서 실제로 모든 사람의 기억력은 떨어졌다. 그래서 정보를 익히고, 처리하고, 복구하는 데 더 많은 시간이 필요했다. 그것은 정상이다. 따라서 당신의 기억력이 정상적으로 쇠퇴하는지, 알츠하이머병으로 치닫고 있는지를 어떻게 알 수 있는가는 큰 궁금증의 대상이 된다.

뉴욕대학 랭곤메디컬센터의 피셔 알츠하이머병프로그램 책임자 배리 레이스버그Barry Reisberg 박사가 수행한 매력적인 새 연구는, 당신이 가장 좋은 진단의사일 수 있다는 점을 발견했다. 이유는 이렇다. 치매가 시작되기 오래 전에 당신은 두 가지 기억력 상실 단계를 거치게 될 것이라고 그는 설명한다. 한 가지는 '가벼운 인지장애(MCI)' 또는 '초기 알츠하이머병'으로 불리는데, 전형적으로 7년 정도 후에 치매로 진행된다. 가벼운 인지문제를 가진 사람들의 약 10~15%가 매년 알츠하이머병 진단을 받는다. 하지만 많은 사람들은 그렇지 않으며 일부는 개선되기도 한다. 그리고 간단하고 신뢰할 수 있는 MCI 검사는 없다. 그러나 단서는 있다. 낯선 장소를 여행할 때 길을 잃어버리는 것, 단어나 이름을 제시할 수 없는 것, 책에서 방금 읽은 문장을 기억하는 데 어려움을 겪는 것이다. 공통적으로 이 단계의 사람들은 확인할 수 있는 뇌 병리현상을 가지고 있다.

다른 하나는 더 최근에 알게 된 기억력 상실 단계로, '주관적 인지 장애(SCI)'로 불린다. SCI는 대략 MCI가 표면화하기 15년 전에 나타난다. SCI의 유일한 증상은, 당신은 기억력에 문제가 있다고 느끼지만 객관적 검사에서는 나타나지 않는다는 것이다. 당신은 이름들이나 자동차 열쇠를 둔 곳을 이전만큼 잘 기억할 수 없다. 기억력 상실에서 가장 이른 이 SCI 단계―환자는 알지만 의사는 모르는 시기―는 20년 이상 앞서는 치매의 전조前兆가 된다고 레이스버그는 말한다.

오직 당신만이 SCI를 알아챌 수 있다. 만약 당신이 60세 이상이라면, 당신의 기억력에 관해 걱정이 되는가? 당신은 기억력이 1년 전보다 훨씬 둔감해졌다고 생각하는가? 만약 그렇다면, 당신의 기억력은 비정상적으로 쇠퇴하고 있으며, 당신은 SCI를 가지고 있을 가능성이 있다.

당신은 겁에 질리기 전에, SCI는 또한 치료 가능한 질병들―우울증, 불안증, 갑상선 기능 이상, 비타민 B_{12} 결핍, 동맥류, 머리 부상, 약 부작용―과 관련 있다는 사실을 알 필요가 있다. 따라서 SCI는 치매로 가는 확실한 길과는 거리가 멀며 치료가 가능할 수 있다.

어쨌든 기억력에 문제가 생기고 있다는 당신 자신의 의심은 대개 옳다고 레이스버그는 말한다. 그는 인지가 정상인 60대 213명을 7년간 추적했다. 이들 중 일부는 기억력을 잃어가고 있다며 걱정했고, 나머지는 그런 걱정을 하지 않았다. 걱정한 사람들은 54%가 MCI나 치매를 경험했다. 이에 비해 기억력에 관한 걱정을 스스로 토로하지 않은 사람들은 단 15%만 그렇게 됐다. 그렇다고 해도 SCI를 가진 사람들 중 46%는 연구 기간 내내 기억력 상실 증상을 보이지 않았다. 이는 기억력 쇠퇴에 관한 당신의 예감이, 항상 당신이 치매를 향해 치닫고 있다는 의미가 아님을 보여준다.

생활의 기술: 만약 당신이 기억력 쇠퇴를 인식한다면, 그것을 기억력 쇠퇴를 차단하고 그 악화를 막는 기회로 생각하라. 그런 경우 빠르면 빠를수록 더 좋다. 그리고 당신은 조치를 취할 시간을 많이 (10~20년) 가진다. 우선 당신의 기억력 문제가 치료 가능한 의학적 상태에서 기인한 것인지 여부에 관한 철저한 의학적 검사를 받아라. (105쪽 "올바른 진단을 받아라"를 보라.) 만약 그렇게 하지 않는다면, 신경과전문의─특히 노인병의학이나 치매를 전공한 의사─에게 상담하라.

당신이나 다른 사람의 첫 기억력 장애를 평가절하하지 않는 것이 필요하다. 일단 기억력 상실이 MCI로 진행되면, 병든 사람은 뭔가 잘못됐다는 것을 부정하기 시작한다. 기억력 쇠퇴를 빨리 인식할수록, 더 빨리 당신은 그것을 중단시켜 당신의 뇌를 치매로부터 구할 수 있을 것이다.

65

정신적 활동성을 유지하라

"사용하지 않으면 잃는다"는 알츠하이머병에 대한 주문呪文 이다

만약 여유시간에 계속 뇌를 자극함으로써, 치매 발병 가능성을 절반이나 3분의 2 정도 줄일 수 있다면 어떻게 하겠는가? 예시바대학 앨버트 아인슈타인의대의 연구에 따르면, 당신은 그렇게 하는 것이 가능하다.

과거 당신이 뇌를 얼마나 많이 사용했든, 알츠하이머병을 막기 위해 얼마나 큰 두뇌 보유고保有庫를 준비했든, 나이 듦에 따라 정신적 활동성을 유지하는 것은 당신이 치매를 멀리하기 위해 할 수 있는 가장 강력한 것들 중 하나라고 앨버트 아인슈타인의대 교수 찰스 홀 Charles B. Hall 박사는 말한다. "당신이 매일 두뇌자극 활동을 많이 하면 할수록 기억력 쇠퇴는 더 지연된다."라고 그는 말한다.

홀은 소위 '브롱스 노화 연구'에서 남녀 노인 500명의 레저활동을 연구했다. 1983년 그 연구가 시작됐을 때 그들 모두는 치매가 없는 75~85세였다. 시간이 지나면서 약 20%가 치매에 걸렸다. 놀라운 사실은 정신적으로 가장 자극적인 활동—독서, 글쓰기, 크로스워드 퍼즐,

보드게임이나 카드게임, 집단토론, 음악 연주 같은 것들—에 참여한 사람들은 '알츠하이머병과 관련된 빠른 기억력 상실을 경험할' 확률이 가장 낮았다는 것이다. 매일 한 가지 두뇌활동만 해도 기억력 상실과 치매의 시작을 두 달 늦췄다! 홀의 결론은 다음과 같다. "당신이 두뇌 자극 활동을 많이 할수록, 더 자주 할수록, 당신의 상태는 더 나아진 다는 것을 우리는 발견했다."

전세계적으로 그것은 진실이다. 호주 시드니 소재 프린스 오브 웨 일즈병원의 신경과학자 마이클 발렌수엘라Michael Valenzuela 박사와 동료들은 2만 9,000명이 포함된 22건의 연구를 분석한 뒤, 높은 수 준의 정신활동은 낮은 수준의 정신활동과 비교할 때 치매 위험을 46% 줄인다고 결론 내렸다. 정신활동 증가의 이점은 특히 인생 후반 기에서 두드러진다.

연구자들은 뇌에서 정신활동의 강도를 측정할 수 있다. MRI(자기공 명영상)와 PET(양전자단층촬영) 스캔을 이용해, 과학자들은 정신활동 을 직접 회백질부와 신경성장인자들—BDNF(뇌유래 신경성장인자)를 포함해, 신경세포들을 성장시키는 작은 단백질들—의 증가로 연결시킬 수 있다. 일부 연구자들은 BDNF를 신경세포의 미러클-그로(비료의 일종)라고 부른다. 정신활동은 새로운 뇌세포와 신경세포 접합부의 성장·생존을 촉진한다. 아마 심지어 혈관에도 그럴 것이다. 요약하 면, 정신활동은 해부학적으로 그리고 기능적으로 뇌를 개선한다.

그리고 당신이 정신활동을 완화하면 위험이 따른다. 정신적 자극이 감소되면 인지기능과 뇌 구조 모두를 교착상태에 빠지게 하거나 역전 시키는 특별한 양상이 초래된다는 것을 과학자들은 발견했다. 그것은 사용하지 않으면 잃게 된다는 것을 입증하는 것이다. 따라서 정신적 비활동성은 당신을 기억력 손상과 치매에 더 근접시킬 수 있다.

생활의 기술: 평생 동안, 특별히 나이를 먹음에 따라 뇌의 활동성을 유지하라. 그것은 당신의 뇌를 자극하는 모든 형태의 활동에 참여하는 것을 의미한다. 정신활동을 더 많이 할수록 당신의 뇌는 더 번창하고 성장한다는 것을 기억하라. 만약 당신이 하루에 한두 가지 정신활동을 한다면, 그것을 서너 가지 혹은 그 이상으로 늘려라. (87 쪽 "두뇌 보유고를 만들라", 208 쪽 "뭔가 새로운 것을 하라", 249 쪽 "주변을 자극으로 채워라"를 보라.)

66

복합비타민제를 복용하라

그것은 노화를 늦추고 알츠하이머병을 지연시킬 수 있다

만약 당신이 영원히 나이를 먹지 않는다면, 아마도 알츠하이머병은 문제가 되지 않을 것이다. 그 병 배후의 추진력은 나이를 먹는 것이다. 따라서 만약 당신이 노화과정을 늦출 수 있다면, 그래서 인지쇠퇴와 알츠하이머병 가능성을 지연시킬 수 있다면 어떻겠는가?

미국 국립환경건강과학연구소(NIEHS)의 놀라운 연구는 단순히 복합비타민제와 항산화제를 복용함으로써 그것이 가능할 수도 있다고 시사한다. 그들의 발견은 염색체 끝 보호 모자—텔로미어, 한 과학자는 이것을 "구두끈 끝의 플라스틱 덮개"라고 표현했다—의 길이 측정에 기초하고 있다. 이들 텔로미어의 길이는 사람이 생물학적으로 노화하는 속도를 표시한다. 짧은 텔로미어는 노화 가속화, 빠른 죽음, 알츠하이머를 포함한 노화성 만성병의 높은 위험을 예고한다.

하버드의대 연구자들은 텔로미어 길이와 알츠하이머병 사이의 놀라운 관련성을 발견했다. 백혈구에 짧은 텔로미어를 가진 여성들은 긴 텔로미어를 가진 여성들에 비해 알츠하이머병의 전조前兆인 가벼운 인지장애를 겪을 가능성이 12배였다. 또한 MRI 검사 결과, 짧은 텔로미어를 가진 여성들에게서 더 많은 뇌 위축이 나타났다.

큰 의문이 생긴다. 무엇이 텔로미어를 늘리거나 줄이는가? 전형적으로 세포에 염증과 활성산소 손상을 입히는 것이 텔로미어를 짧게 만든다. 이들 악당惡黨에는 대기오염, 흡연, 비만, 높은 호모시스테인, 앉아 있는 생활방식이 포함된다. 이들은 모두 알츠하이머병 위험인자들이다. 좋은 뉴스도 있다. 비타민 D 와 엽산뿐 아니라 비타민 C, E 같은 항산화제를 포함한 미량원소들은 텔로미어 단축에 반대작용을 하는 경향이 있다. 그것이 미국 국립환경건강과학연구소 연구자들이 복합비타민제와 항산화제를 복용하는 사람들이 더 길고 더 젊어 보이는 텔로미어를 가지고 있는가를 알아보기로 한 이유이다. 굉장한 대답이 나왔다. 예스! 규칙적으로 복합비타민제를 복용한 여성들은 비非복용자보다 텔로미어가 5% 더 길었다. 복합비타민제를 복용하지 않음으로써 치른 대가는 10년 더 늙어 보이는 짧아진 텔로미어였다. 보충제 비복용자들과 비교할 때, 센트룸 형식의 복합비타민제를 하루 한 번씩 최소 5년간 복용한 여성들은 3% 더 긴 텔로미어를 가지고 있었다. 텔로미어는 비타민 C, E 같은 가외 항산화제를 많이 포함한 복합비타민제·항산화제의 복합제제를 습관적으로 복용한 여성에게서 8% 더 길었다.

게다가 매일 비타민 B_{12} 개별 정제錠劑를 복용한 여성들은 텔로미어가 6% 더 길었다. 그러나 독립형 철분 알약을 복용한 여성들은 텔로미어가 *9% 더 짧았다.* 초과 철분은 세포에 활성산소 손상을 유발하는데, 이것이 경각심을 주는 이 발견에 관한 설명이 될 수도 있다.

여러 연구들은 여러 가지 비타민과 무기질의 복합제제가 단일성분 제제보다 노화하는 뇌를 낙관적으로 보호할 가능성이 더 크다는 것을 보여준다. 예를 들면, 항산화제 34종의 강력한 복합제를 4개월간 복용하게 한 결과, 치매 없는 대규모 중노년(50~75 세) 집단에서 기억력을 향상시켰다. 그 혼합제에는 알파리포산, 비타민 C, 베타카로틴, 엽산, 마그네슘, 니코틴아미드, 비타민 B_6과 B_{12}, 혼합된 형태의 비타민 E 가 포함됐다. 뉴멕시코주의 사설 연구소와 피츠버그대학의 연구자들이 이중맹검으로 통제된 연구를 수행했다.

생활의 기술: 아직 복합비타민제를 복용하고 있지 않다면, 그것을 매일 복용하기 시작하라. 철분을 포함하지 않은 저용량의 복합비타민제를 하루 한 번 복용하는 것은 당신 뇌의 노화를 늦추는 데 도움을 줄 것이다. 그러나 항抗노화 뇌 보호효과를 더 크게 보기 위해서는, 슈퍼 복합비타민 조제법―여러 가지 성분들뿐 아니라 항산화제, 특히 비타민 C, E 를 많이 포함하는 것―을 선택하라. 당신은 인터넷이나 소매점에서 항산화제가 많이 조제된 복합비타민제를 찾을 수 있다.

중요한 것이 있다. 만약 당신이 성인 남성이거나 폐경 후의 여성이라면, 의료전문가가 특별한 이유로 권장하지 않을 경우, 철분보충제를 복용하지 마라. 만약 당신이 고高지방 식생활을 한다면 구리 성분이 포함된 보충제를 조심하라. (92 쪽 "당신의 뇌에서 구리와 아연을 배제하라"를 보라. 또한 135 쪽 "엽산을 섭취하라", 277 쪽 "비타민 D 를 무시하지 마라"를 보라.)

67

강한 근육을 만들라

약한 근육은 알츠하이머병이 다가왔다는 신호일 수 있다

당신의 뇌 건강을 위해 유산소운동에만 전념하는 것으로는 충분하지 않다. 강한 근육 형성 또한 당신의 뇌를 알츠하이머병으로부터 자유롭게 하는 데 도움이 된다. 근육 약화와 인지기능 위축의 바탕에는 일부 동일한 병리현상이 잠복해 있다고 전문가들은 믿는다. 따라서 근육 형성은 뇌 기능 향상으로 연결된다.

시카고 러시대학 메디컬센터의 연구에서, 패트리시아 보일 Patricia Boyle 박사는 근육이 약한 노인들은 인지쇠퇴와 알츠하이머병에 더 취약한 표적이 되는 것을 발견했다. 전체적으로 가장 강한 근육을 가진 사람들은 가장 약한 근육을 가진 사람들과 비교할 때 알츠하이머병 진단을 받을 가능성이 61% 낮았다.

어느 부위의 근육이 알츠하이머병을 예측할 가능성이 가능 높을까? 약한 악력握力과 호흡을 통제하는 약한 가슴·복부 근육이라고 보일은 말한다. 이전에 그녀는 5년에 걸쳐 매년 454g의 악력 쇠퇴는 알츠하이머병 위험을 9% 높인다고 말했다.

또한 노인이 점점 허약해짐에 따라 알츠하이머병 위험도 증가한다. 허약함의 징후는 근육량 감소(근육 감소증), 줄어든 악력, 육체활동 감소, 피로, 체중감소—지난해에 체중 4.54 kg 혹은 5% 이상 감소—이다.

다행스럽게도 근력 운동은 노인에게서 근육 감소를 막고 인지를 향상시키는 데 도움이 된다. 밴쿠버 소재 브리티시 컬럼비아대학의 테레사 리우-암브로스Teresa Liu-Ambrose 박사가 수행한 연구에 따르면, 덤벨과 웨이트머신으로 매주 한두 시간씩 1 년간 운동한 65~75 세 여성은 구체적 인지기능검사에서 더 높은 점수를 기록했다. 이들 여성은 덜 힘든 근육 강화운동과 균형운동을 한 비슷한 여성들과 비교할 때에, 소위 집행 기능—계획을 세우고, 집행하고, 결정을 내리고, 갈등을 풀고, 초점을 맞추는 능력—이 10~12% 향상됐다.

비슷하게, 특정 장비—가슴 프레스press, 다리 프레스, 수직 견인, 복부 크런치 crunch, 다리 컬 curl, 등 하부 운동기—로 6 개월간 지구력 운동을 한, 앉아서 생활하는 65 세 이상 남자들은 운동 강도가 중간이었든 강했든 상관없이 인지검사에서 그 기능이 향상됐다.

생활의 기술: 의심의 여지없이 당신은 근육을 만들고 강하게 유지해야 한다. 다리근육을 강화하기 위해 하루 30 분씩 걸어라. 특정 근육의 크기·힘을 키우기 위해 적절한 웨이트트레이닝과 지구력 형태의 다른 운동을 하라. 전문가들은 8~10 회(매회 8~15 번 반복)의 근력강화운동을 매주 2~3 번 할 것을 권장한다. 당신은 체육관에서 하중운동과 기구운동 하기를 원할 수 있다. 그러나 당신은 집에서도 간단한 운동을 통해 근육을 강화할 수 있다. 일주일에 두 번 한 시간씩 체육관에서 운동하는 것과 매일 10~20 분씩 집에서 운동하는 것은 큰 차이가 날 수 있다.

당신은 여러 형태의 운동시범을 보여주는 좋은 비디오를 발견할 수 있다. 그 중에는 www.youtube.com 의 '집에서 하는 근력강화운동'이 포함된다. 'Exercise is Medicine'을 검색해보라. 그것은 미국스포츠의학회가 만든 비디오 시리즈로 www.acsm.org 에서 볼 수 있다.

68

자연 속을 걸어라

그것은 정신을 고요하게 하며 단기 기억력을 향상시킨다

당신은 정신이 산만한 채 도심 거리를 걸으면서, 또는 자연을 들이키며 식물원 주변을 거닐면서 한 시간을 보낼 수 있다. 미시건대학 신경과학자 마크 버먼Marc Berman은 각각의 산책이 단기 기억력과 집중력에 미치는 효과를 시험했다. 이전 증거들에 기초해 그는 자연을 산책하는 것이 더 좋은 뇌 촉진제일 것이라고 기대했다. 사실이 그랬다. 실제로 그는 "자연과의 교감은 뇌에 명상과 동일한 효과를 미쳤다."라고 결론 내렸다.

구체적으로 버먼은 38명을 두 종류의 한 시간 산책에 보냈다. 한 그룹은 붐비는 앤아버 도심都心을 걷게 했고, 다른 그룹은 미시건대학의 마태이식물원과 니콜스수목원 주변을 걷게 했다. 그는 산책 전후에 시험참가자들의 기억력검사를 했다. 조용한 나무와 식물 주변을 걷는 것은 주의력을 회복하고 심지어 단기 기억력을 무려 20%나 개선한 것으로 판명됐다. 도심을 산책한 후에는 기억력 점수가 변하지 않았다. 이것은 도시 소음에 대한 자연의 승리임이 분명하다.

게다가 26.7℃의 여름 열기 속을 걷든, −3.9℃의 1월 추위 속을 걷든 이점은 동일했다. "사람들은 이점을 얻기 위해 산책을 즐길 필요는 없었다."라고 버먼은 지적했다.

그는 자신의 발견을 다음 심리학적 이론으로 설명한다. 도시의 자극은 뇌의 주의력을 피곤하게 만든다. 주의력은 뇌가 자연환경에서 이완될 때 회복된다. 또 버먼은 10분간의 풍광風光 감상만으로도 기억력과 주의력을 개선시켰다는 것을 발견했다.

생활의 기술: 자연의 오솔길, 공원과 정원을 산책하는 것은 확실히 타당하다. 당신은 뇌를 보호하는 육체활동뿐 아니라, 명상 같은 긴장 완화와 단기 기억력(알츠하이머병 손상에 가장 취약한 형태) 고양高揚 이라는 추가 보너스를 얻는다. 비록 버먼은 젊은 사람을 시험했지만, 자연 산책은 이미 일부 손상을 입은 노인들에게 훨씬 더 큰 기억력 이점을 줄 것이라고 그는 생각한다.

69

뭔가 새로운 것을 하라
새로운 생각·경험을 할 때에 뇌는 환해진다

새 단어를 공부하라. 그러면 당신 뇌의 해마는 정보를 영원한 기억으로 넘기기 전에 빛난다. 당신의 뇌는 새로움에 의해 활성화된다고 UCLA 뇌연구소장이었던 아놀드 시벨 Arnold Scheibel 박사는 말한다. 뇌는 새롭고 이색적인 것에 기민하도록 고정화돼 있다고 그는 설명한다. "그것은 우리가 포식자를 조심했어야만 했을 때 발달한 진화적인 생존 메카니즘이다."

심리학자들은 그것을 "새로움에 대한 반응"으로 지칭했는데, 그것은 당신의 뇌가 알츠하이머병으로부터 살아남는 데 도움이 될 수 있다. 새로운 생각과 경험을 갖는 것은 신경세포에서 수상돌기樹狀突起의 성장을 자극해 뇌의 양量을 증대시킨다. 처음으로 열린 장소를 자유롭게 탐구하도록 한 실험동물의 뇌는 넘치는 아세틸콜린—소위 기억의 화학물질—을 분비했다. 그것이 사람들이 정신적 활동성을 유지해야 할 뿐 아니라, 계속 *새로움*을 추구해야 하는 이유라고 시벨은 말한다. 새로움에 대한 추구는 실제로 뇌의 구조와 기능을 만든다.

알츠하이머병을 예방하도록 고안된 정신활동은 어떤 것이든 자극적이어만 하며, 그것은 항상 새로움을 의미한다는 데에 시카고 러시대학 메디컬센터 신경심리학자 로버트 윌슨Robert S. Wilson 박사는 동의한다. 당신의 정신을 자동 조종해 크로스워드 퍼즐을 하나 더 손쉽게 푸는 것은 게으른 뇌세포를 깨우지 못한다고 그는 말한다. 뭔가 새로운 것을 배우는 것이 그렇게 한다.

일련의 연구들에서 클리블랜드 소재 케이스 웨스턴 리저브대학의 뇌 연구자들은, 어떤 여가 정신활동이 알츠하이머병을 막을 가능성이 가장 큰가를 확인했다. 첫째는 '새로움을 추구하는' 활동이며, 그 다음은 '생각을 바꾸는' 활동이었다. 게다가 20대에서 40대에 지적 육체적으로 덜 활동적인 사람은 인생 후반기에 알츠하이머병에 걸릴 가능성이 250% 더 높았다.

그리고 어떤 여가활동이 당신의 뇌를 알츠하이머병으로 몰 가능성이 가장 큰가를 추측해보라. TV 시청이다. 놀라운 사실은 중년(40~59세)이 하루 중 TV를 시청하는 매 시간마다 알츠하이머병 위험은 30%씩 급등했다는 것이다. 연구책임자인 로버트 프리들랜드 Robert Friedland 박사는, TV는 지적으로 자극적일 수 있지만, 사람들이 반半의식 상태에서 TV를 보면 지적으로 자극적이지 않다는 데에 동의한다. 게다가 수동적인 TV 시청은 정신적 자극을 주는 여가활동을 하지 못하게 만든다.

생활의 기술: 어떤 것이든 새로운 것의 가능성은 끝이 없다. 매일 새 단어를 공부하라. 퀼트, 피아노 연주, 탭댄스, 그림 그리기, 조각그림 맞추기, 관광을 시작하라. 박물관을 방문하라. 새 언어, 새 카드게임이나 보드게임을 배우라. 독서클럽에 가입하라. 성인 대상 교육에 참가하라. 컴퓨터 포토샵을 배우라. 당신이 이전에 해보지 않은 것을

하라. 그래서 당신이 능숙해지면 다른 새로운 것으로 옮겨 가라. 당신의 전 인생을 통해 새로움을 추구하라.

새로움을 껴안고 배움으로써 뇌세포를 활성화하는 것은 지적 쇠퇴와 알츠하이머병에 대한 강력한 방어를 형성하는 데 도움이 된다고 많은 연구자들은 믿는다. 하루 종일 정신적으로 도전하라.

70

충분한 니아신을 섭취하라

이 평범한 비타민이 당신을 알츠하이머병으로부터 구제할지 모른다

니아신이라고 불리는 평범한 작은 비타민B 하나가 알츠하이머병 연구에 큰 파장을 만들고 있다. 어바인 소재 캘리포니아대학 연구자들이 니코티나미드라는, 처방전 없이 파는 니아신을 알츠하이머병에 걸리도록 유전자 조작된 쥐들의 음료수에 넣었다. 그 뒤에 무슨 일이 있었는가가 여기에 있다. 쥐들이 알츠하이머병에 걸리지 않았다. 쥐들의 기억―단기 기억과 장기 기억―은 정상적으로 작동했다. 쥐들은 알츠하이머병 유전자를 가지지 않은 쥐들처럼 수중 미로迷路와 다른 인지시험을 재빨리 통과했다. 심지어 니코티나미드는 정상 쥐들에게서 기억력을 촉진시켰다. 니아신을 섭취하지 않은 쥐들은 알츠하이머병 같은 기억력 상실이 발병했다.

연구자들이 니코티나미드를 먹인 쥐들의 뇌를 검사했을 때, 왜 기억력 상실이 없었는가를 알았다. 그 니아신은 알츠하이머병에서 나타나는, 정상적인 것을 불구로 만드는 타우단백질 신경원섬유 엉킴 neurofibrillary tangles 을 만드는 독성물질의 일부를 신경세포들에서 씻어냈다. 그 비타민은 또 정보를 운반하는 세포의 비계飛階 또는 '고속도로'를 강화해, 신경세포들이 살아 있게 하고 질병 증상을 예방하도록 했다.

알츠하이머병 환자들에게 하루 2회 니코티나미드 1,500㎎를 사용하는 검사를 진행 중이라고 어바인 캘리포니아대학 기억손상·신경장애연구소장이자 신경생물학 교수인 프랭크 라펄라Frank LaFerla 박사는 말한다.

니아신에 관한 더 좋은 뉴스가 있다. 시카고 '건강한 노화를 위한 러시연구소'의 마사 클레어 모리스Martha Clare Morris 박사는 니아신이 가득 찬 음식을 먹으면 알츠하이머병도 막을 수 있다고 말한다. 65세 이후에는 니아신을 많이 먹을수록 인지쇠퇴는 더 적어진다는 것이다. 모리스의 연구에서 니아신을 가장 많이(평균 22.4㎎) 섭취한 사람들은 가장 적게(평균 12.6㎎) 섭취한 사람들에 비해 알츠하이머병 발병 가능성을 80%나 줄였다.

생활의 기술: 니아신이 풍부한 식품을 먹는 것은 전적으로 타당하다. 예들 들면, 캔 참치나 신선한 참치, 닭이나 칠면조 가슴살, 연어, 황새치, 넙치, 정어리, 땅콩, 그리고 치리오스, 올브란, 토탈 같은 씨리얼이 있다. 식품의 라벨을 체크하라. 뇌를 보호하는 용량인 하루 22㎎ 이상의 니아신을 섭취하는 것은 어려운 일이 아니다. 복합비타민제는 전형적으로 니아신을 함유하고 있다. 가령 센트룸 실버의 하루 용량은 니아신 14㎎을 제공한다.

알츠하이머병 예방을 위해 비非처방 니코티나미드를 섭취하는 것은 어떤가? 라펄라는 그것을 권장하는 것은 시기상조라고 말한다. 그는 예방에 가장 좋은 용량은 알 수 없지만 고高용량임이 분명하다고 지적한다. 고용량은 두통, 어지러움, 간 손상, 혈당 상승 같은 부작용을 유발할 수도 있다. 만약 당신이 어떤 이유로 고용량을 복용하면, 의료 전문가의 감시를 받아야 한다고 그는 경고한다. 안전용량의 상한선은 하루 3,000㎎이지만, 일부 사람들은 그것을 잘 견디지 못하며 곤경에 빠질 수 있다.

71

니코틴패치에 관해 생각하라

그것은 기억력 상실이 알츠하이머병으로 악화되는 것을 막을지도 모른다

중년 후반기의 어느 시점에 일부 사람들은 흔히 '가벼운 인지장애 (MCI)'로 불리는 상태로 빠져들기 시작한다. 그것은 당신의 기억력이 나빠지고 있으며, 당신의 뇌가 알츠하이머병 병리현상으로 진행할 수 있는 손상 징후를 보인다는 것을 의미한다. MCI는 정상적인 인지認知 와 알츠하이머 치매 사이의 과도기이다. 그 기간은 10년 이상 지속 될 수 있다. 과학자들은 이들 가벼운 인지문제가 치매로 악화되는 것 ―매년 MCI의 10~15%에서 발생한다―을 막는 새 중재술을 찾고 있 다.

그것이 버몬트대학 노화센터 연구부소장 폴 뉴하우스Paul A. Newhouse 박사가 경증 MCI를 가진 비흡연자 74명(55세 이상)에게 1년간 니코틴패치를 부착하라고 요청한 이유이다. 니코틴이 아세틸 콜린―MCI나 알츠하이머병을 가진 사람들의 뇌에서 전형적으로 감소 하는 신경전달물질―의 기능을 촉진하는 것을 알고 당신은 놀랄지도 모른다. 따라서 그것은 학습력, 기억력, 집중력을 개선할 수 있다. 또 한 니코틴은 동물 연구에서 뇌의 독성 베타아밀로이드 수준을 줄이며, 그것의 인지장애 능력을 차단했다.

뉴하우스는 니코틴이 인지쇠퇴 차단에 도움 되는, 성공할 가능성이 큰 방법 같다는 것을 알았다. 물론 문제점은 있다. 니코틴을 담배연기 형태로 흡입할 때, 그것은 중독성을 가지며 흡연은 암, 혈관성 치매, 다른 질환들로 귀결될 수 있다. 따라서 왜 니코틴을 소량씩 규칙적으로 공급하는, 중독성 없는 피부패치 형태로 잠재적 기억력 촉진제를 공급하지 않는가? 그것은 효과가 있었다.

뉴하우스의 이중맹검 연구에서, 니코틴패치를 부착한, 인지장애가 있는 사람들은 '지연된 단어 회상回想'의 정확성, 기억 속도, 반응 시간을 포함한 인지 측정에서 개선을 나타냈다. 인지 촉진 효과는 알츠하이머병의 주요 위험인자인 ApoE4 유전자 2개를 가진 사람들에게서 더 컸다.

니코틴패치는 불리한 점이 없었으며, 유리한 면으로는 혈압을 낮췄다고 뉴하우스는 말한다. 그는 니코틴패치 부착이 "기억력 상실의 최초 징후들을 치료하는 한 가지 방법"이 될 수 있다는 전망을 열렬히 지지한다.

생활의 기술: 첫째, 하지 말아야 할 것. 니코틴을 뇌에 주입하기 위해 담배를 피우지 마라. 흡연은 위험할 뿐 아니라, 당신이 흡연에서 얻는 산발적인 니코틴 흡수는 오래 지속되지도 않는다. 그러나 만약 당신이 노화성 기억력 상실의 초기단계라면, 니코틴패치가 도움이 되는지 알기 위해 그것에 관해 생각하기를 원할지도 모른다. 뉴하우스의 연구에 사용된 피부 투과 니코틴패치의 용량은 금연을 위해 사람들이 사용하는 니코틴패치의 용량과 같았다. 이 소량의 니코틴은 주요한 부작용이 없었으며 의존성도 만들지 않았다. 만약 흥미가 있다면 당신의 의사와 그것에 관해 의논하라.

72

NSAID를 조심하라

그것이 알츠하이머병 예방에 도움이 되는가는 아무도 모른다

연구자들은 알츠하이머병 예방을 위해 NSAID(비非스테로이드 항염제抗炎劑)를 추천하는 데 애매한 입장을 취하고 있다. 이론적으로 그 약들은 호소력이 있다. 그 약들이 하는 염증 억제는 알츠하이머병 손상을 억제하기 때문이다. 그로 인한 기대감 때문에 연구자들은 흥분했다. 그러나 실제에서 그 약들이 효과가 있는지는 아무도 알지 못한다.

첫 대규모 시험에서 NSAID는 불행히도 실패했다. 알츠하이머병 항염예방시험(ADAPT)이라고 불린, 알츠하이머병 위험이 높은 70세 이상 미국인 2,500명을 포함하는 통제된 시험은 2종의 NSAID—셀레콕시브와 나프록센—를 2년간 사용한 뒤 알츠하이머병을 예방했다는 증거를 발견하지 못했다. 그 연구는 유예됐다. 그러나 추적자료에 따르면 보호효과는 수년 뒤에 나타나기 시작했다고 한다. 2009년 10월에 출간된 한 분석은, 나프록센 복용은 알츠하이머병의 새로운 발생을 놀랍게도 3분의 2나 줄였다고 주장한다. 이것은 2년간의 항염제 사용은 수년 뒤 노인들의 뇌에 지연된 예방효과를 발휘한다는 것을 의미한다. 그 연구와 무관한 전문가들은 만약 그것이 사실이라면 훌륭한 뉴스라고 말한다. 그러나 지금은 판단이 보류돼 있다. 그 연구는 진행 중이다.

그리고 아드빌과 모트린으로 팔리는 이부프로펜이 있는데, 여러 연구에서 좋은 것으로 나타나고 있다. 25만 명에 약간 못미치는 미국 국가보훈처의 의료기록을 분석한 보스턴대학 연구자들은, 4년 이상 규칙적으로 이부프로펜을 복용하면 알츠하이머병 발병 위험이 44% 줄어든다는 결론을 내렸다. 이부프로펜을 포함해 어떤 것이든 NSAID를 4년 이상 복용하는 것은 알츠하이머병 발병 가능성을 약 4분의 1 정도 줄였다. 1~4년간 NSAID를 복용하면 그 가능성을 10% 줄였다. 반면 1년 미만으로 복용한 경우 효과가 없었다.

연구자들은 알츠하이머병 예방에서 이부프로펜이 다른 NSAID보다 더 우수할 것이라고 믿는다. 이부프로펜은 단순한 항염제가 아니기 때문이다. 여러 연구에서 그것은 알츠하이머병을 유발한다고 알려진 뇌세포의 끈적끈적한 물질인 베타아밀로이드를 줄였다.

그러면 저용량의 아스피린은 어떤가? 네덜란드의 한 연구에 따르면, 그것은 항염작용 때문이 아니라 항응고작용 때문에 도움이 될 수 있다. 그러나 50세 이상에게 5년간 저용량의 아스피린을 복용케 한 결과, 항抗알츠하이머병 혜택을 발견하지 못한 영국 연구자들은 그것이 도움이 되지 않을 수 있다고 말한다.

한편 워싱턴대학의 최근 연구는 다양한 NSAID는 알츠하이머병 위험을 약 30% 높일 수 있다고 시사한다. NSAID는 일부 사람들—특히 고위험 ApoE4 유전자를 가진 사람들—에게 알츠하이머병 예방에 도움이 될 것이라고 생각하는 한 연구자는 "그것은 설명하기 곤란하다."라고 말한다. "그러나 아직도 우리는 알지 못한다."라고 그는 덧붙인다.

생활의 기술: 만약 당신이 심장문제로 아스피린을 복용하고 있다면, 의사의 지도하에 계속 복용하라. 그리고 그것이 뇌졸중과 치매를 막는 데에도 도움이 되기를 기원하라. 전문가들은 특별히 알츠하이머병 예방을 목적으로, 아스피린과 이부프로펜을 포함한 NSAID 복용을 추천하지는 않는다. 증거는 아직도 불확실하다. 그리고 위험—특히 장내 腸內 출혈—이 이점을 능가할 수도 있다.

73

견과류에 미쳐라

매일 한 움큼의 아몬드·호두는 알츠하이머병을 막을 수 있다

견과류는 기억력 상실과 알츠하이머병으로부터 뇌를 보호하는 데에 과일·야채와 같은 항산화력을 가지고 있다. 블루베리가 노화하는 쥐들의 기억력 상실을 역전시킨다는 것을 발견한, 터프츠대학의 제임스 조셉 James Joseph 박사는 호두를 "껍데기에 싸인 블루베리"라고 불렀다. 호두를 먹인 쥐들 역시 "젊어지고 똑똑해졌다"고 그는 말했다. 사람에게 하루 28.3g 의 호두(호두 7~9 개)는 알츠하이머병과 다른 치매 발병을 지연시키는 데 도움이 될 수 있다고 그는 선언했다.

호두는 뇌세포에 대한 산화적酸化的 손상—알츠하이머병으로 귀결되는 신경세포 사망의 알려진 원인—을 억제하며, 염증과 싸운다. 심지어 새 신경세포 생성을 도우며, 늙은 신경세포들의 정보전달력을 증대시킨다. 블루베리처럼 호두는 뇌세포 구조를 회춘시켜, 늙은 쥐들이 젊은 쥐들처럼 기억과 학습을 잘 수행하게 한다.

게다가 오하이오주 베뢰아 소재 볼드윈 월리스대학의 시험관검사 연구는, 호두 추출물이 알츠하이머병으로 가는 첫 단계인 독성 베타아밀로이드의 공격을 차단하는 것을 보여주었다. 심지어 이미 뇌세포 파괴 과정에 관여하고 있는 기존 독소 덩어리를 부수는 것으로 나타났다.

아몬드 또한 당신을 알츠하이머병으로부터 구제하는 데 도움이 되는 좋은 선택이다. 시카고 일리노이대학 닐리마 초한Neelima Chauhan 박사가 수행한 연구에 따르면, 알츠하이머병 형태의 노인성반plaques을 가진 쥐들에게 매일 사람 손 한 움큼에 해당하는 아몬드를 먹였을 때, 평상시 음식만 먹인 쥐들보다 기억력과 학습 시험에서 더 나은 결과를 보였다.

게다가 아몬드를 먹은 설치류의 뇌에서 독성 베타아밀로이드의 양은 실제로 줄어들었다. 초한은 아몬드는 콜린에스테라제 억제제(예를 들면 아리셉트)라고 불리는 알츠하이머병 약—신경전달물질인 아세틸콜린의 농도를 올린다—과 비슷한 작용을 한다고 설명한다. 그것은 아몬드 섭취가 결코 알츠하이머병을 치료할 수 있다는 것을 의미하지는 않는다. 그러나 그 병의 진행을 막는 데에는 도움이 될 수 있을 것이라고 초한은 말한다.

대부분의 견과류는 비슷한 성분과 항산화제를 가졌기 때문에 많은 견과류들이 항알츠하이머병 작용을 할 가능성이 있다. 그러나 아직 그것을 시험하지는 않았다. 일반적인 견과류, 특히 아몬드와 호두는 심장과 혈관계에 좋은 것으로 잘 알려져 있다. 예를 들면, 호두는 콜레스테롤과 혈당을 낮추고 혈류를 개선하는 데 도움이 되며, 당뇨 예방에도 도움이 된다고 예일대학의 최근 연구는 밝혔다.

생활의 기술: 매일 한 움큼의 아몬드와 호두를 먹어라. 더 먹을 필요는 없으며, 지방 성분이 많은 견과류 때문에 체중이 늘지 않을까 걱정할 필요도 없다고 연구자들은 말한다. 실제로 여러 연구들은 견

과류가 당신에게 포만감을 줘 식욕을 억제하는 경향이 있음을 보여준다.

껍질 있는 아몬드를 선택하는 것이 좋다. 항산화제의 대부분이 껍질에 포함돼 있다. 그리고 다른 종류의 견과류를 먹는 것도 주저하지 마라. 대부분 항산화제가 매우 풍부하다. 실제로 항산화제는 피칸에 제일 많으며 그 다음으로 호두, 헤이즐넛, 피스타치오, 아몬드, 땅콩, 캐슈, 마카다미아, 브라질넛의 순이다.

74

중년비만을 걱정하라

과체중은 뇌를 위축시키며 치매로 가는 장場을 만든다

불행하게도 당신의 뇌는 당신이 뚱뚱한가 아닌가에 신경을 쓴다. UCLA와 피츠버그대학의 연구자들은 그것을 입증하는 그림을 가지고 있다. 그들은 인지장애가 없는 70대의 뇌 이미지를 촬영했다. 그럼에도 불구하고 과체중과 비만인 사람들은 뇌 위축으로 인한 '심각한 뇌 퇴행'을 보였다고 UCLA의 신경과 교수인 폴 톰슨Paul Thompson 박사는 말한다. 위축된 뇌는 인지쇠퇴에 더 취약하다.

구체적으로 정상체중인 사람과 비교할 때 비만인 사람은 뇌 조직이 8% 더 적으며 과체중인 사람은 4% 더 적다. 톰슨은 "그것은 조직의 큰 손실이며, 알츠하이머병과 뇌를 공격하는 다른 질병의 위험을 크게 높인다."라고 말한다. 비만은 BMI(체질량지수)가 30 이상, 과체중은 25~30, 정상은 18.5~25인 경우로 규정된다.

게다가 뇌 위축은 알츠하이머병의 표적이 되는 부위—계획 수립과 기억에 중요한 전두엽과 측두엽, 주의력과 실행 기능에 중요한 전측 대상회, 장기 기억에 중요한 해마, 운동 조정에 중요한 기저핵—에서 일어났다.

톰슨은 그것을 이렇게 요약했다. "정상체중인 사람의 뇌와 비교할 때, 비만인 사람의 뇌는 16년, 과체중인 사람의 뇌는 8년 더 늙어 보인다."

체중증가가 어떻게 뇌 부위를 지우는가는 전적으로 명쾌하게 밝혀지지는 않았다. 그러나 그것은 수년에 걸쳐 발생할 가능성이 높다. 그것은 중년의 비만·과체중은 노년에 치매 발생의 장場을 마련한다는 다른 증거들을 뒷받침한다. 선도적 권위자인, 캘리포니아 오클랜드 소재 카이저 퍼머넌트사社 연구부의 레이첼 휘트머 Rachel Whitmer 박사는, 만약 당신이 40~45세에 비만이면 중년에 정상체중이었던 사람들에 비해, 70·80대에 알츠하이머병 발병 가능성이 3배이며 혈관성 치매 발병 가능성은 5배라는 것을 보여주었다. 노년의 인지認知상실을 예방하기 위해 초과체중―특히 복부비만―을 줄이는 최선의 시기는 중년기라고 그녀는 말한다.

생활의 기술: 자신의 체중증가를 목격한다면, 조기에(젊은 시기나 중년에) 그 문제를 해결하라. 아마도 그때가 가장 중요한 시기일 것이다. 이상하게도 노년(70~75세 이후)의 비만은 알츠하이머병 위험을 높이지 않는다. 일부 연구자들은 그것을 "비만의 역설"이라고 부른다. 그럼에도 불구하고 당신이 노년에 과체중이라면 운동을 무시하지 마라. 운동은 어떤 연령에서든 인지기능을 자극하고 알츠하이머병 시작을 지연시키는 데 매우 뛰어나다. 당신이 비만이거나 과체중인 경우에는 특별히 더 그렇다. (또한 280쪽 "허리를 주시하라"를 보라.)

75

수면무호흡증은 도움을 받아라

그것은 뇌 손상과 기억력 상실을 야기할 수 있다

약 2,000만 명의 미국인이 하룻밤에 종종 수백 번씩 거칠게 숨을 쉬며 코 고는 소리를 크게 내는 수면장애를 가지고 있다. 그것은 당신 목과 입의 근육이 이완될 때 발생한다. 당신의 혀가 목쪽으로 미끄러져 기도氣道를 막고 산소 공급을 차단하게 된다. 이것을 '폐색성 수면무호흡증'이라고 하는데, 많은 사람들이 가벼운 불편 정도로 여기며 거의 걱정하지 않는다.

그러나 그것이 당신의 뇌에 심각한 결과를 초래할 수 있다는 것을 UCLA 연구자들은 발견했다. MRI 뇌 스캔을 사용해 그들은 수면무호흡증 환자들에게서 알츠하이머병 환자의 뇌에서 보이는 것과 같은 뇌 조직 상실을 찾아냈다. 실제로 수면무호흡증 환자들은 기억에 관여하는 뇌의 특정 부위가 정상보다 20% 더 작았다. 이것은 "환자들이 장기간 기억과 사고를 파괴하는 심각한 뇌 손상을 입었음"을 보여주는 "상당한 세포 상실"이라고, UCLA 데이비드 게펜의대 신경과 교수인 연구책임자 로널드 하퍼Ronald Harper 박사는 결론 내렸다.

하퍼는 산소 결핍이 신경세포 상실의 원인이라고 이론화한다. 그는 무호흡 시간 동안 뇌혈관이 수축하며 신경세포들은 산소를 공급받지 못해 죽게 된다고 설명한다. 동시에 그 과정은 염증을 유발하고 나아가 뇌 조직 손상을 초래한다.

연구자들은 수면무호흡증이 알츠하이머병을 유발한다고 말하지는 않는다. 하지만 오히려 인지쇠퇴를 심화시키는 것 같다고 말한다. 알츠하이머병 환자의 약 70~80%가 수면무호흡증을 가지고 있다고 샌디에이고 소재 캘리포니아대학 연구자들은 말한다. 실제로 정신과 교수인 소니아 앙콜리-이스라엘Sonia Ancoli-Israel 박사가 이끄는 팀은, 알츠하이머병 환자들에게 양압기(CPAP)를 사용해 수면무호흡증을 치료한 결과, 그들의 인지認知시험 점수가 높아진 것을 발견했다.

생활의 기술: 만약 당신이 수면무호흡증을 가지고 있다고 믿는다면, 의학적 진단을 받고 치료를 받아라. 수면클리닉이 권장된다. 진단과 치료가 빠르면 빠를수록, 뇌 손상과 잠재적 기억상실을 막는 데 더 좋다고 UCLA의 하퍼는 말한다. 치매가 없는 정상적인 수면무호흡증 환자는 양압기 치료로 인지가 향상됐다. 양압기는 자는 동안 압축공기를 지속적으로 공급하기 위해 입과(또는) 코의 호흡기 착용을 포함한다.

76

올리브유를 좋아하라

그것의 비밀 성분은 알츠하이머병 발병을 막는다

물론 이탈리아인들은 항상 올리브유를 좋아한다. 그것은 거의 모든 좋은 것—강한 심장, 높은 골밀도, 낮은 혈압, 좋은 혈중 콜레스테롤과 좋은 혈액응고, 나이 듦에 따라 인지쇠퇴와 알츠하이머병에 더 내성耐 性 있는 강한 뇌—의 비밀이다. 무수한 이탈리아인들이 그것의 증거가 될 것이며, 여러 연구들은 그것을 증명했다.

한 가지 예로, 남부 이탈리아 노인 278명 중에서 올리브유를 가장 많이 섭취한 사람들은 노화성老化性 기억력 쇠퇴와 인지기능 감퇴의 가능성이 3분의 1이나 줄었다. 그들은 엑스트라-버진 올리브유를 하루 평균 세 테이블스푼tablespoon(큰 숟가락)씩 마셨다. 올리브유는 신경세포막膜의 구조 짜임새를 유지하는 데 도움이 되며, 뇌세포를 불구로 만들고 죽이는 활성산소의 공격을 제어하는 항산화제를 함유하기 때문에 효과가 있다고 연구자들은 말한다.

그러나 최근 과학은 엑스트라-버진 올리브유에서 다른 강력한 무기를 발견했다. 그것은 처음부터 알츠하이머병의 발생을 제압하는 올레오칸탈이라는 성분이다. 노스 웨스턴대학 인지신경학·알츠하이머 병센터와 필라델피아 소재 모넬 화학감각센터 연구자들에 따르면, 올 레오칸탈은 올리고머라고 불리는, 베타아밀로이드의 작은 독성 방울들이 신경세포 접합부에 달라붙는 것을 예방한다. 그리고 그것들이 세포사死, 궁극적인 알츠하이머병을 일으키는 파괴력을 발휘하는 것을 예방한다. 시험관 연구들에서 적은 양의 올레오칸탈은 이 알츠하이머 병 과정을 저지하는 것 같다. 게다가 올리브유 화합물은 알츠하이머 병 손상을 저해하는 데 도움이 되는 항염력抗炎力을 가지고 있다. 지중 해식 식생활을 하는 대규모 프랑스 남녀 노인들 중에서, 올리브유를 가장 많이 섭취하는 사람들은 인지문제의 위험성이 낮았다. 올리브유 를 전혀 사용하지 않는 사람들과 비교할 때, 드레싱과 요리에 올리브 유를 사용하는 사람들은 4년 동안 시각視覺 기억과 언어 유연성의 쇠 퇴를 경험할 가능성이 17% 낮았다.

생활의 기술: 엑스트라-버진 올리브유를 당신의 부엌에서 제1인자 로 삼아라. 고도의 단일불포화성인 올리브유는, 지중해식 식사법이 노 화하는 뇌에 그렇게 우호적인 이유의 일부이다. 당신이 소비해야 하 는 올리브유의 할당량이 정해져 있지는 않다. 단지 샐러드용이나 요 리용 오일, 특히 향염성向炎性인 옥수수유나 콩기름을 올리브유로 대체 하라. 드물게 괜찮은 다른 기름에는 카놀라, 아몬드, 호두, 아보카도, 마카다미아 너츠가 있다. 그러나 올리브유, 가급적 가공이 덜 된 엑스 트라-버진 올리브유만 사용하는 것은 심지어 생각할 필요도 없이 당 연하다는 의미이다. 그러니 실수하지 마라.

77

오메가-6 지방을 조심하라

그것은 염증과 뇌세포사死의 사악한 근원이다

당신의 뇌—그리고 당신의 심장과 전체 심혈관계—를 파괴하는 가장 좋은 방법은 오메가-6 라고 불리는 일종의 지방산을 돼지처럼 먹는 것이다. 이것은 옥수수기름, 콩기름, 샐러드드레싱, 마가린에서 가장 흔히 발견된다.

불행히도 서양식 식사는 오메가-6 지방이 넘쳐난다. 우리는 최적의 뇌 기능을 위해 필요한 것보다 최소 5 배를 먹는다. 오메가-6 는 대부분 고도로 정제된 음식이나 패스트푸드에 나타나며, "정크푸드"라는 평가에 기여한다. 본질적으로 오메가-6 는 뇌세포에서 베타아밀로이드 같이 알츠하이머병의 파괴적인 *끈적끈적한 물질* 형성과정을 촉진한다.

오메가-6 지방산의 가장 큰 폐해는 프로스타글란딘과 아라키돈산酸 이라고 불리는 염증성 인자들을 퍼뜨리는 것이다. 이것들은 온 뇌에 염증을 유발하며 신경세포의 대량학살을 초래한다. 일부 과학자들은 이 염증성 인자들을 신경독소라고 생각한다.

오메가-6가 뇌 퇴행을 유발한다는 증거들은 많다. 네덜란드의 한 대규모 연구에서, 오메가-6 지방을 가장 많이 섭취─주로 마가린, 제빵용 지방, 소스를 통해─한 남자노인들은 가장 적게 먹은 남자노인들에 비해 인지장애 가능성이 75% 더 큰 것으로 나타났다. 프랑스인 남녀 8,000명 가운데서 오메가-6가 풍부한 기름을 규칙적으로 소비하는 사람들은, 특히 생선의 오메가-3 지방으로 과다한 오메가-6 지방을 상쇄하지 않았을 때, 치매 발병 가능성이 2배였다.

다량의 오메가-6 섭취는 오메가-3가 풍부한 생선을 먹음으로써 얻는 뇌 보호작용을 무력화할 수 있다는 것을 아는 것이 중요하다. 뇌를 위해 생선유를 많이 섭취하더라도 오메가-6를 다량으로 먹는다면, 생선유가 기억력 쇠퇴와 치매로부터 뇌를 보호하는 작용이 줄어든다는 것을 동물연구들은 계속 보여준다. 오직 뇌에 불을 지르는 힘을 가진 오메가-6를 줄임으로써 당신은 신경세포 파괴와 치매를 적절히 면할 수 있다.

생활의 기술: 오메가-6가 풍부한 옥수수기름, 콩기름, 보통의 홍화유와 해바라기씨기름(라벨에 언급된 대로 올레산이 풍부한 것은 괜찮다) 섭취를 중단함으로써 뇌 염증을 당장 중단시켜라. 오메가-6 자체가 라벨에 구체적으로 표시돼 있지 않기 때문에, 당신이 할 수 있는 최선의 예방책은 엑스트라-버진 올리브유를 주로 사용하는 것이다.

또 나쁜 오메가-6를 상쇄하기 위해 오메가-3의 섭취를 늘려라. 현재의 오메가-6와 오메가-3의 소비량에 기초해, 한 전문가는 테이블스푼(큰 숟가락) 절반의 콩기름과 옥수수기름은 당신이 하루에 소비해야 할 위험한 오메가-6 지방의 최대량을 함유한다고 말한다.

78

자신의 노인성반과 엉킴을 알라

아밀로이드와 타우단백질은 파괴의 쌍둥이이다

알츠하이머병을 확인하기 위해, 전문가들은 뇌에서 두 가지 감출 수 없는 징후를 찾는다. 베타아밀로이드라고 불리는 작은 단백질의 '노인성반 plaques'과 타우라고 불리는 단백질의 '신경원섬유 엉킴 neu-rofibrillary tangles'이다. 이것들은 뇌세포가 너무 많이 생성하면서 너무 적게 씻어내기 때문에 축적된다. 시간이 흐르면서 두 독소는 뇌구조를 훼손하고, 정보전송傳送을 망치며, 신경세포들이 죽게 하고, 뇌성분이 위축되게 한다. 정보전달은 중단되고 기억력은 얼어붙고 치매가 나타난다. 이들 노인성반과 신경원섬유 엉킴은 이제 정교한 PET 스캔을 통해 살아 있는 뇌에서도 알아낼 수 있다. 이것들은 알츠하이머병 증상이 나타나기 10년 전 혹은 그 이전에 형성되기 시작한다. 베타아밀로이드와 타우는 모두 알츠하이머병의 독특한 특징이다.

알츠하이머병의 잠복 원인에 관한 주요한 이론은 그렇게 되어 있다. 대부분의 연구자들은 치매로 귀결될 수 있는 질병을 초기단계에서 멈추려는 노력을 통해, 이들 두 악마의 정체를 밝히고 두 악마를

이기는 데에 초점을 맞춘다. 일부 연구자들은 그것들의 결정적 중요성에 반론을 제기한다. 하지만 현재 베타아밀로이드와 타우는 파괴의 쌍둥이로, 알츠하이머병 예방을 위한 대상에서 중심적 지위를 차지하고 있다.

베타아밀로이드는 어떻게 손상을 입히나? 신경세포들 간 정보전달을 위해 신경세포 접합부가 점화點火할 때 그것은 분비된다. 모든 사람의 뇌세포는 매일 베타아밀로이드를 재빨리 생산하고 제거한다. 그 수준은 끊임없이 변화한다. 그것이 정상이다. 유전적 혹은 다른 이유로 인해 뇌가 그것을 너무 많이 축적할 때 문제가 생긴다.

과다한 베타아밀로이드는 올리고머라고 불리는 위험한 부유浮遊 덩어리를 형성한다. 그것은 침묵의 신경세포 접합부와 죽어가는 신경세포들을 가득 남기며 비정상적인 노인성반으로 바뀔 수 있다. 최근 발견들은 노인성반보다 오히려 올리고머가 알츠하이머병의 주범임을 시사한다.

타우단백질의 엉킴은 더 최근에 발견된, 알츠하이머병과 다른 치매의 공범이다. 정상일 때 타우단백질은 신호가 축색돌기와 수상돌기—수십조의 신경세포를 서로 연결시키는 줄 모양의 돌출 부위—를 따라 전달되는 방식을 부드럽게 한다. 일부 뇌에서 노화성 변화 때문에, 타우단백질은 잘못 생성돼 독성을 가지게 되며 비정상적으로 축적된다. 결과적으로 정보는 경로를 이탈해 뇌에서 독성 쓰레기가 되는 "열차 사고"를 야기한다. 그래서 신경원섬유 엉킴으로 알려진 큰 쓰레기더미가 된다. 정상적인 신경전달물질의 운항은 장애물을 통과할 수 없다. 따라서 정보전달이 차단되고, 약해진 신경세포들은 결국 죽는다.

생활의 기술: 이들 뇌 독소를 대폭 줄이며 이들 독소의 형성을 예방하는, 알려진 방법들에 초점을 맞춰라. 충분한 수면을 취하라. 불면

不眠은 베타아밀로이드 수준을 높인다. 혈당 관리, 인슐린 강하, 체중 감량, 당뇨병 치료는 모두 베타아밀로이드 수준을 낮출 수 있다. DHA 생선유, 카페인, 계피, 커큐민(향신료 터메릭에 들어 있는), 블루베리, 보이젠베리, 크랜베리, 블랙 커런트, 딸기, 말린 자두, 포도는 동물의 뇌와 세포 배양에서 베타아밀로이드 수준을 낮출 수 있다.

베타아밀로이드와 타우단백질을 어떻게 줄이며, 제거하고, 독소를 없애는가에 관한, 그것들의 뇌세포 파괴를 지연시키는 것에 관한 새로운 발견들에 관심을 가져라.

79

삶의 목적을 가져라

방향감과 성취감을 갖는 것은 당신을 알츠하이머병으로부터 지켜줄 수 있다

당신은 이런 말들에 동의하는가, 동의하지 않는가?

"나는 과거에 했던 일, 미래에 하기를 희망하는 것에 관해 생각할 때 기분이 좋다."

"나는 방향감과 삶의 목적을 가지고 있다."

"나는 미래를 위한 계획을 세우고 그것을 실천하는 것을 즐긴다."

"어떤 사람들은 목적 없이 삶을 방황한다. 하지만 나는 그런 사람들에 속하지 않는다."

만약 당신이 강하게 동의한다면, '삶에서 큰 목적'을 가지고 있을 가능성이 크다. 이것은 알츠하이머병으로부터 자유로울 가능성이 우울한 사람들, 성취감이 더 적은 인생관을 가진 사람들보다 약 2.5배 높다는 것을 의미한다. 그것은 한 연구가 삶의 전반적인 목적 인식을 측정하는 심리학적 검사의 10가지 질문을 951명—평균나이 80세로 대부분 여성—에게 해서 얻은 결론이다. 처음에 그들은 인지검사를 받았으며 치매는 없었다.

러시대학 메디컬센터와 시카고 소재 러시 알츠하이머병센터의 연구자들은 평균 4년간 응답자들을 추적했다. 그들 중 16%는 알츠하이머병에 걸렸다. 삶의 목적 항목에서 최고점을 기록한 10%는 가장 많이 그 병을 면했다. 목적의식과 성취감이 가장 적은 하위 10%는 빠른 인지쇠퇴와 알츠하이머병 진단의 가능성이 가장 컸다.

삶에서 더 큰 목적을 가지고 있다는 생각은 심리학에서 긴 역사를 가지고 있다. 연구자들에 따르면, 그것은 "삶의 경험에서 의미를 도출하며, 행위를 안내하는 의도성과 목표 주도성의 의식을 갖는 경향"을 의미한다. 이것은 매우 개인적인 웰빙의 느낌으로 귀결된다. 그것은 경제적, 직업적, 사회적 성공과는 무관하다. *식당에서 파이를 만드는 사람이 대기업 CEO 만큼 큰 목적의식을 가질 수 있다.*

어떻게 목적의식 있는 삶을 사는 것이 알츠하이머병으로 알려진 뇌세포 대량 파괴로부터 당신을 보호할 수 있다고 해석되는가? 흥미롭게도 거기에는 생물학적 연관성이 있을 수 있다. 메디슨 소재 위스콘신대학의 이전 연구에 따르면, '삶의 목적' 측정에서 상위를 차지한 사람들은 염증·스트레스 인자$IL6$의 혈중 수준이 더 낮고, 좋은 형태인 HDL 콜레스테롤이 더 높으며, 허리 대비 엉덩이 비율이 더 낮은 것으로 나타났다. 모두 알츠하이머병 위험을 낮추는 것으로 알려져 있다. 또 러시대학 연구자들은 강한 삶의 목적을 가진 사람들은 더 오래 살았으며 더 성공적으로 나이 들었다는 것을 발견했다.

생활의 기술: 삶에서 큰 목적을 갖는 것은 개인의 고정된 특성이 아니기 때문에, 당신이 하는 작은 일들조차 그것이 활기를 띠게 만들 수 있다고 러시대학 연구자 아론 부크먼Aron S. Buchman 박사는 말한다. 주로, 당신이 중요하다고 믿는 방법을 따르라. 자원봉사는 당신의 삶의 목적의식을 높이는 강력한 방법이라는 것을 연구들은 보여준

다. 만약 당신이 은퇴했다면 파트타임으로 일하는 것도 마찬가지이다. 당신이 필요하며 유용한 존재라고 느끼게 하는 공공 조직·사업에 참여하라.

"다른 사람들에게 유용한 존재가 되는 것은 필요하며 가치 있다는 느낌을 주입한다."라고 연구자들은 보고한다. 사회적, 육체적, 정신적으로 활동적이 되라. 계획을 세우고, 목표를 설정하고, 그것들을 실현하라. 예를 들면, 알츠하이머병을 피하기 위한 당신 자신의 행동계획을 수립하라. (288 쪽 "종합활용법"을 보라.)

80

밤에 잘 자라

수면부족은 뇌세포에 독소이다

수면은 기억력 상실과 알츠하이머병으로부터 당신의 뇌를 보호하는 놀라운 힘을 가지고 있다. 실제로 수면을 건너뛰면 알츠하이머병 형태의 뇌 손상을 유발할 수 있다. 놀라운 발견이 세인트루이스 소재 워싱턴대학 메디컬센터의 최근 연구에서 나왔다.

사실 잠은 매우 놀라운 약인 것 같다. 새로 드러난 잠의 비밀이 있다. 잠은 알츠하이머병의 주요한 선동자인, 무서운 베타아밀로이드 펩타이드의 수준을 관리하는 데 도움이 된다는 것이다.

중년에 충분한 수면을 취함으로써 이 독소의 수준을 낮게 유지하면, 수년 뒤 알츠하이머병 증상을 예방하는 데 도움이 될 수 있을 것으로 워싱턴대학 신경과 책임자 데이비드 홀츠먼David Holtzman 박사는 추측한다. 잠이 베타아밀로이드에 미치는 영향을 이해하기 위한 노력의 일환으로, 그는 유전자적으로 알츠하이머병에 걸리기 쉬운 쥐들을 일련의 수면검사에 사용했다. 결과는 극적이었다. 쥐들이 정상적으로 잤을 때, 뇌의 독성 베타아밀로이드 수준은 25% 내려갔다. 깨어 있었을 때, 베타아밀로이드 수준은 올라갔다.

수면부족인 수백만 명의 미국인들에게 특히 경종을 울리는 것은 장기간 강제로 깨어 있었을 때 홀츠먼의 쥐들에게 생긴 일이다. 쿡쿡 찌르거나 물에 빠뜨려 하루 20시간 깨어 있게 한 쥐들의 뇌에서 베타아밀로이드 침전물이 급증했다. 게다가 홀츠먼은 방해 받지 않고 잠잔 쥐들과 비교할 때, 수면부족인 쥐들의 뇌에서 베타아밀로이드 노인성반이 급격히 상승한 데 놀랐다고 말한다. 수면 박탈이 알츠하이머병 병리현상을 가속화했다는 것은 의문의 여지가 없다.

이런 일이 인간에게서도 나타날까? 그렇다고 홀츠먼은 말한다. 뇌척수액에서 베타아밀로이드 수준은 우리가 잘 때 내려가며, 깨어 있을 때 올라간다는 것이다. 수면이 박탈되는 동안 생성되는, 비정상적으로 높은 베타아밀로이드에 만성적으로 노출되면, 인간 뇌세포는 비슷한 손상을 입는다고 보는 것이 합리적이라고 그는 생각한다.

게다가 웨이크 포리스트대학 의대의 연구는 하룻밤에 평균 5시간 혹은 그 이하로 자는 것은 위험한 내장 혹은 복부 지방의 대폭 증가로 연결된다는 것을 발견했다. 그것은 비만, 인슐린저항성, 당뇨병으로 귀결될 수 있으며, 이것들은 모두 당신의 치매 위험을 높인다. 실제로 단 하룻밤만 제대로 잠자지 않아도(통상적인 8시간 대신 4시간만 자도) 건강한 정상인에게서 인슐린저항성을 유도했다고 최근 네덜란드의 한 연구는 보고했다.

생활의 기술: 잠을 불편한 것이라고 생각지 말고, 가장 파괴적인 뇌의 적敵을 진압하는 적절한 방법이라고 생각하라. 낮잠을 자라. 수면무호흡증과 불면증을 포함한 수면장애를 치료하라. 당신이 사는 곳의 수면클리닉을 찾으라. 가끔 잠을 잘 자지 못하는 것은 괜찮다. 그러나 만성적인 수면결핍─대부분의 성인에게서 하루 6~8시간 이하─

은 장기간에 걸쳐 당신이 상상한 것보다 더 심각한 결과를 초래할 수 있다. 잠에 관해 심사숙고하라.

81

흡연은 잊어라

흡연은 좋은 기억력을 수년씩 훔칠 수 있다

당신 머리 주변의 담배연기가 기억력을 몽롱하게 하거나 악화시킨다는 사실에 놀라지 마라. 샌프란시스코 소재 캘리포니아대학 연구자들이 수행한 43건의 연구를 최근 분석한 결과에 따르면, 흡연은 당신의 알츠하이머병 발병 위험을 2배로 높인다.

일반적으로, 담배를 더 많이 피우면 피울수록, 당신은 더 일찍 가벼운 인지장애와 뚜렷한 알츠하이머병 둘 다를 겪을 수 있다. UCLA 연구자들은 당신이 하루 한 갑 이상 피우면 알츠하이머병에 2~3년 더 근접하게 된다는 것을 발견했다. 만약 당신이 과도한 흡연·과음 경력과 유전적 위험(ApoE4 유전자)을 가지고 있다면, 그런 위험을 전혀 가지지 않은 사람에 비해 *10년 일찍* 알츠하이머병에 직면할 수 있다.

간접흡연도 기억력을 파괴할 수 있다. 영국 연구자들에 따르면, 다른 사람의 담배연기를 흡입하면, 담배연기 노출을 피하는 사람보다 기억력 문제 발생 가능성이 44% 더 높아진다.

그것은 이해가 가능하다. 담배연기는 뇌에 소위 활성산소를 불어넣는다. 활성산소가 직접 뇌 피질을 손상하는 것은 연구에서 드러났다. 또 담배연기는 신경퇴행의 다른 장본인인 염증을 유발한다. 그리고 잊지 마라. 흡연은 뇌졸중을 유발할 수도 있다.

그렇다면 흡연이 실제로는 알츠하이머병 예방에 도움이 된다는, 널리 퍼져 있는 이상한 믿음은 어떤가? 진실은 일부 연구들이 그것을 보여주었다는 것이다. 그러나 샌프란시스코 소재 캘리포니아대학의 연구자 자닌 칼타도Janine Caltado 박사가 그 데이터를 더 자세히 들여다봤을 때, 담배산업과 연관을 가진 연구자들이 수행한 연구들만 흡연에서 항抗알츠하이머병 이점을 찾았다는 사실을 발견했다. 담배산업과 연관이 없는 연구들은, 흡연은 알츠하이머병 위험을 확실히 배가시킨다는 것을 발견했다.

생활의 기술: 흡연 습관을 버리기 위한 모든 시도를 하라. 당신이 뇌를 담배연기 구름에 목욕시키는 행위를 더 빨리 중단하면 할수록, 암, 심혈관질환, 뇌졸중뿐 아니라 기억력 쇠퇴, 그리고 아마도 알츠하이머병을 막을 가능성은 더 높아진다.

그러나 흡연 위험과는 별개로 니코틴 단독으로는 항알츠하이머병 작용을 할 수 있다는 생각은 일리가 있을 수 있다. 연구자들은 흡연 위험을 제거하면서 니코틴을 뇌에 공급하는 피부패치 사용의 잠재적 이점을 조사하고 있다. (214쪽 "니코틴패치에 관해 생각하라"를 보라.)

82

사교 관계를 넓게 가져라

많은 친구와 가족은 뇌 병리현상을 막아준다

현미경으로 두 여성의 뇌 조직을 관찰한다고 상상해 보라. 한 여성은 80세에, 다른 여성은 90세에 사망했다. 두 사람 모두 심한 뇌 병리현상—알츠하이머병을 확진하는 소위 '노인성반 plaques 과 신경원섬유 엉킴 tangles' 덩어리—을 보였다. 그러나 삶에서, 한 여성은 알츠하이머병을 가진 사람처럼 행동했다. 반면 다른 여성의 정신기능은 너무 정상적이어서, 그녀의 황폐해진 뇌를 검사한 의사들은 그것을 거의 믿을 수 없었다.

지적으로 온전한 여성은 넓은 가족·친구 관계를 가졌다고 시카고 러시대학 메디컬센터의 연구자들은 설명한다. 그녀는 폭넓은 사회적 네트워크를 통해 무서운 뇌 재앙을 견딜 수 있는 강한 '두뇌 보유고保有庫'를 얻었다. 믿을 수 없는 것으로 들리겠지만, 친밀한 사회적 접촉은 축적된 파괴를 상당부분 의식하지 못하는 것 같은 뇌를 만드는 데 도움이 된다. "병리현상은 자체 속도에 따라 진행된다. 하지만 당신은 기억력을 잃지 않는다."라고 러시대학의 알츠하이머병 연구책임자 데이비드 베넷David Bennett 박사는 말한다.

실제로 자신이 알츠하이머병에 걸린 것을 몰랐던 90세 여성은, 그 병이 현실로 드러난 젊은 여성보다 10배 더 큰 사교 네트워크를 가지고 있었다. 뇌의 노인성반과 신경원섬유 엉킴이 비슷하게 심각했음에도, 최근에 사회적으로 더 활동적인 여성은 사회적으로 더 고립된 여성보다 인지기능검사에서 더 훨씬 더 높은 점수를 받았다.

훨씬 더 흥미로운 것은, 당신 뇌의 물질적 퇴행이 심할수록, 지능과 기억력은 폭넓은 가족·친구와의 상호작용으로부터 더 많은 혜택을 누린다는 것이다.

분명히 병리현상이 진행된 뇌가 어떻게 이런 기적—단지 많은 사람들과 가까운 관계를 유지하기 때문에 정상적인 정신상태를 만드는 것—을 행하는가는 미스터리이다. 연구자들이 내놓을 수 있는 가장 좋은 대답은, 사교활동은 뇌를 더 효율적으로 만들어, 정보전달의 새 대체 통로—뇌에서 알츠하이머병이 진행됨에 따라 만들어진 신경세포 쓰레기더미와 망가진 접속부위를 우회하는 길—를 찾도록 독려한다는 것이다. 당신이 만드는 두뇌 보유고가 강하면 강할수록, 당신은 알츠하이머병 증상을 막을 가능성이 더 커진다. (87쪽 "두뇌 보유고를 만들라"를 보라.)

생활의 기술: 배우자와(또는) 자녀뿐 아니라 사촌, 삼촌, 숙모, 조카, 인척—당신이 상대적으로 가깝다고 느끼거나 편안하게 말할 수 있는 사람은 누구든지—을 포함해, 오랜 친구와 가족을 자주 만나라. 당신의 사교 네트워크를 확장하라. 새 친구를 사귀어라. 중요한 것은 규칙적인 접촉—고립되거나 외롭다는 것보다는 연결되어 있다는 느낌—이다.

83

시금치를 잊지 마라

잎이 있는 십자화과 야채는 기억력 상실을 늦추며 역전시킨다

모든 종류의 야채를 먹는 것은 나이 듦에 따라 당신의 뇌를 보존하는 데 경이로운 일을 한다. 시카고 러시대학이 대규모 미국 노인집단을 대상으로 한 연구에서, 야채 애호가가 되면 인지쇠퇴 비율이 40%까지 줄었다. 하루 2.8회분의 야채 섭취는 1회분 이하 섭취와 비교할 때 당신의 인지認知 연령을 약 5년 줄일 수 있다는 것을 의미한다고 그 연구의 저자인 마르타 클레어 모리스Martha Clare Morris 박사는 말한다. (역주: 야채 1회분은 브로컬리 반 컵 또는 상추 한 컵을 가리킨다.)

여성 1만 3,000명 이상을 대상으로 한 하버드대학의 연구에서, 야채를 가장 많이 먹는 사람들은 야채를 생략하는 사람들보다 나이 듦에 따라 인지쇠퇴 비율이 느렸다. 가장 큰 보호 효과는 두 계통의 야채들로부터 나왔다. 시금치와 상추를 포함한, 잎이 많은 녹색 야채들 그리고 브로콜리, 브러슬 스프라우트, 케일, 콜리플라워, 양배추를 포함한 십자화과 야채들.

터프츠대학의 신경과학자 제임스 조셉James Joseph 박사는 시금치가 실험동물의 뇌에 미치는 놀라운 영향을 목격한 뒤 그것의 힘을 확신하게 되었다. 그는 초기—인간의 20세와 비교될 수 있는 시기—의 쥐들에게 시금치를 먹이기 시작했다. 의문의 여지없이, 시금치를 먹이지 않은 쥐들과 비교했을 때, 그 쥐들은 훨씬 더 우수한 장기기억, 더 좋은 학습능력 그리고 중·노년에서 훨씬 적은 뇌 손상을 보였다. 시금치는 예상된 노화성 인지상실을 예방했다.

그리고 조셉은 이제 늙기 시작한 쥐들—인간으로 따지면 65~70세—에게 시금치를 먹이기 시작했다. 이미 그 쥐들은 노화와 관련돼 줄어든 기억력과 뇌 결함이 있었다. 놀랍게도 시금치는 기억력과 학습능력을 '중년'으로 회춘시켰으며, 그 쥐들의 뇌 결함도 후퇴했다. 생각해보라. 시금치가 쥐들의 나이를 수개월씩 역행시키며 늙은 뇌를 실제로 고친 것에 조셉은 감탄했다.

시금치의 양은? 매일 큰 그릇 하나 분량의 신선한 시금치 잎에 해당하는 양이다. (블루베리와 딸기도 비슷한 효과가 있다. 54쪽 "매일 베리류를 먹어라"를 보라.)

연구자들은 뇌세포 손상을 막고 고치는 효과를 대부분 짙은 색 야채·과일에 많이 있는 항산화제 덕분으로 여긴다. 예를 들면 코넬대학의 시험관 연구들에서, 뇌세포에서 알츠하이머병의 전형적 징후인 베타아밀로이드의 독성을 줄이는 데에 흰 양배추보다 붉은 양배추가 더 효과적이라는 것이 밝혀졌다.

생활의 기술: 열정을 가지고 야채—특히 짙은 녹색, 노란색, 붉은 색 야채—를 먹어라. (흰 감자는 중요하지 않다.) 적어도 하루 3회분—물론 5~9회분이 더 좋다—은 당신의 노화하는 기억력을 보존하고 알츠하이머병을 막는 데 도움이 될 수 있다. 색깔 있는 야채 먹을 기회를

절대 놓치지 마라. 수년에 걸쳐 여기저기에서 먹는 야채의 항산화제는 뇌 보호에 중요한 보탬이 될 수 있다.

84

스타틴을 연구하라

스타틴은 기억력 문제를 예방할까, 야기하는 데 일조할까?

스타틴으로 알려진 처방약은 나쁜 LDL 콜레스테롤을 낮추며 염증을 길들이는 데 도움이 된다. 두 인자는 알츠하이머병에 연루돼 있다. 그 같은 사실로 인해 스타틴이 알츠하이머병 예방에 도움이 될지 모른다는 희망이 솟았다. 그러나 처음의 낙관적 발견에도 불구하고, 반대되는 증거들이 나왔다. 일부 의사들은 스타틴이 기억력 문제를 야기할 수 있다고 보고했다.

스타틴이 효과가 있을 것이라는 것은 직감에 의한 이야기처럼 들린다고 한 전문가는 말했다. 중년에 콜레스테롤이 높은 사람들은 알츠하이머병에 걸릴 가능성이 높으며, 알츠하이머병 환자들은 흔히 높은 콜레스테롤을 가지고 있다. 게다가 거듭된 연구에서 스타틴은 뇌 보호작용이 없는 것으로 밝혀졌다. 예를 들어 러시대학 연구자들에 따르면, 노년의 수녀 집단에서 스타틴 복용은 알츠하이머병 위험, 인지 쇠퇴, 또는 알츠하이머병을 암시하는 병리적 뇌 변화에 영향이 없었다.

가장 확실한 것은 코크런공동연구(의학적 연구를 평가하는 국제기구)의 중요한 2009년 보고서이다. 연구자들은 치매·알츠하이머병 고위험군 2만 6,340명을 포함하는, 이중맹검(시험대상자·시험자 모두 실제 변화가 이루어지고 있는지 모르게 하는 기술)으로 통제된 연구들에서 스타틴 2종—조코와 프라바콜—의 사용을 관찰했다. 분명한 메시지는 그 콜레스테롤 강하제를 5년까지 복용한 노인들에게서 치매 발생 또는 인지상태의 차이가 없었다는 것이다.

이중맹검으로 통제된 이 골드스탠다드 검사(병의 진행 과정을 진단하는 검사)는 인생 후반기의 스타틴 복용은 치매로부터 뇌를 보호하지 *않는다*는 강력한 증거라고 연구의 저자인, 벨파스트 소재 퀸즈대학의 베르나데트 맥귀네스Bernadette McGuinness 박사는 말한다. 그녀는 중년기에 수년 동안 스타틴을 복용하는 것이 노후에 치매를 예방할지 알지 못한다고 말한다. 그 질문에 답하는 연구는 아직 끝나지 않았다.

또한 스타틴은 알츠하이머병에 걸릴 가능성이 높지 않은 보통 노인들의 인지기능 개선제로서도 실패했다. 컬럼비아대학 의대 연구자들에 따르면, 2년간 여러 가지 스타틴—메바코, 알토코, 조코, 리피토, 레스콜, 프라바콜—을 복용한 스페인 노인집단은 인지와 기억력검사에서 비非복용 대조군보다 더 낫지 않았다.

따라서 지금으로서는 스타틴이 노인들에게서 기억력을 증진시키고 인지쇠퇴와 알츠하이머병을 예방한다는 증거는 존재하지 않는다. 스타틴이 해로울 수 있는가—특히 노후에—에 대한 해답도 없다.

코크런 연구는 스타틴이 인지認知에 해롭다는 것을 발견하지 못했다. 그러나 그 가능성은 점점 더 논란이 되고 있다. 입증되지 않은 많은 보고와 일부 연구에서, 스타틴 복용은 기억력 문제를 야기하는 것으로 드러난다. 샌디에고 소재 캘리포니아대학 의대의 베아트리체 골

롬 Beatrice Golomb 박사는 스타틴의 부정적 효과를 추적하고 있다. 그녀는 최근 분석에서 스타틴 복용자들에게 '인지문제'는 근육문제 다음이며, 처방 의사들은 인지문제를 거의 인식하지 못한다는 것을 발견했다.

생활의 기술: 만약 당신이 심혈관의 이유로 스타틴을 복용한다면, 의사의 지시·관찰 아래 계속 복용하라. 그러나 인지장애나 알츠하이머병의 발병·진행을 예방하거나 늦추기 위해 스타틴에 의존하지는 마라. 콜레스테롤 강하제인 스타틴의 부작용을 알게 되면, 당신의 의사에게 알려라.

85

주변을 자극으로 채워라

사회적, 육체적, 정신적으로 풍부한 환경은 알츠하이머병을 위축시킨다

작은 동물들이 번창하는 것을 보기 좋아하는 과학자들에게 크게 감사하라. 그렇지 않으면, 우리의 노화하는 뇌는 사회적, 육체적, 정신적 자극에 둘러싸여 있을 때 번창한다는 것을 어떻게 우리가 알 수 있겠는가? 이런 사실을 찾기 위해 사람들의 일생에 걸친 거대한 연구를 하는 것은 불가능하다. 따라서 과학자들은 '풍요로운 환경'에서 사는 것이 뇌 퇴행을 위축시키는지를 실험하기 위한 대체물로 실험동물을 사용한다.

이런 현상에 관한 연구의 선구자는 어바나–샴페인 소재 일리노이 대학의 신경과학자 윌리엄 그리노William Greenough 박사다. 그는 '쥐들의 디즈니랜드'라고 불리는 우리를 만들었다. 그 우리는 장난감, 달리기용 쳇바퀴, 숨겨진 음식, 장애물, 많은 동료 쥐들을 갖췄다. 그는 비교를 위해 다른 쥐들은 혼자 또는 짝을 지어 황량한 우리에 살게 했다.

그리고 그리노 박사는 그 쥐들의 뇌를 검사했다. 늙은 쥐들을 포함해 ‘디즈니랜드’에 거주한 쥐들은 뇌에 새로운 성장—더 길고 더 복잡한 수상돌기樹狀突起, 더 많은 신경세포, 새로운 혈관—이 풍성하게 나타났으며, 인지검사에서 ‘황량한 우리’에 거주한 쥐들보다 더 똑똑했다. 그는 풍요로운 환경에 살면 뇌가 더 강하게 성장하며, 노화성 기억력 상실과 알츠하이머병에 덜 취약해지도록 자극 받는다는 결론을 내렸다.

사우스 플로리다대학 알츠하이머병연구센터의 연구자 개리 아렌대시 Gary Arendash 박사는 그 생각을 더 진전시켰다. 그는 어떤 형태—사회적, 육체적, 정신적—의 자극이 뇌 보호기능이 가장 큰가를 알아보려고 시도했다. 그는 쥐들을 ‘궁핍한 환경’에서 격리된 채, 또는 화려한 즐거움과 놀이를 갖춘 재미있는 집—‘풍요로운 환경’—에서 놀이 친구들과 함께 살도록 설계했다. 그가 발견한 핵심은 지적, 육체적, 사회적 자극에 노출된 쥐들은 뇌에 독성 베타아밀로이드(알츠하이머병의 지표)의 양이 더 적었다는 것이다. 그러나 베타아밀로이드는 단지 육체적 그리고(또는) 사회적 활동에만 참여한 동물에게서는 줄지 않았다. 따라서 사회적 활동과 운동이 뇌 보호에 기여함에도 불구하고, 알츠하이머병을 막는 데에는 정신적 자극이 다른 활동들보다 더 강력한 것 같다고 아렌대시는 말한다.

스웨덴 카롤린스카연구소의 한 흥미로운 연구는 세 종류 자극은 모두 성공적이며, 한두 가지 활동만 할 때보다 더 낫다는 데에 동의한다. 연구자들은 75 세 이상 남녀 776 명에게 29 가지 활동—독서, 극장과 박물관 관람, 걷기, 빙고 게임, 노래하기, 정치 참여, 친구 만남, 운동을 포함해서—에 얼마나 자주 참여하는가를 물었다. 그리고 연구자들은 각 활동으로부터 정신적, 육체적, 사회적 구성요소를 찾아내 합산했다. 6 년 뒤 치매 가능성을 가장 많이 줄인 것은 사회적인 것이었으며 그 다음으로 육체적 활동성, 정신적 활동성의 순서였다. 어쩄든 세 범주(정신적, 육체적, 사회적) 모두에서 가장 높은 점수를 받은 사람들은 치매 가능성이 가장 낮았다. 그들의 치매 위험은 절반으로 떨어졌다. 핵심은 당신의 뇌는 다양한 정신적, 육체적, 사회적 자극을 받을 때 가장 번창한다는 것이다.

생활의 기술: 당신을 지적, 육체적, 사회적으로 자극적인 환경에 처하게 하라. 그것에는 많은 친구와 친지들, 책과 전자 독서자료, 컴퓨터, 망원경, 보드게임, 악기, 조각, 그림, 자수, 카드, 조각그림 맞추기, 닌텐도 위 게임, 디지털카메라, 비디오카메라, 정원 가꾸기, 러닝머신, 수영장 수영, 당구, 탁구 등 당신이 좋아하는 것은 무엇이든 포함된다. 풍요롭고 계속 변하는 놀이터를 만들라. 새 '장난감'과 경험을 도입하는 것은, 쇠퇴하는 기억력과 알츠하이머병의 위협에 대항하는 힘을 증가시켜, 당신 뇌의 신경세포를 계속 초롱초롱하고, 유쾌하고, 효율적이고, 살아 있도록 하는 데 도움이 된다. (208 쪽 "뭔가 새로운 것을 하라", 87 쪽 "두뇌 보유고를 만들라"를 보라.)

86

스트레스를 처리하라

스트레스는 뇌에 원치 않는 호르몬을 주입한다

스트레스를 받고 있을 때, 당신의 몸은 코르티솔을 포함해 코르티코스테로이드라는 호르몬들을 쏟아낸다. 이 스트레스 반작용과 잇따른 아드레날린 급등은 당신을 위기에서 구할 수 있다. 그러나 업무상 좌절, 교통체증, 경제적 걱정 같은 일상적인 사건들에 의해 촉발된 지속적인 스트레스 반작용은 당신의 뇌를 코르티솔에 흠뻑 젖게 한다. 그리고 그것은 위험하다. 시간이 지나면서, 그것은 뇌세포를 파괴하며 새로운 뇌세포의 성장을 억누를 수 있다. 결과적으로 당신의 뇌를 위축시킬 수 있다.

몬트리올 소재 맥길대학 연구자들은 노인 50명의 코르티솔 수준을 기억력 쇠퇴와 비교하며 15년 이상 추적했다. 코르티솔 수준이 점진적으로 증가해 높은 수준에 도달한 사람들은 적당한 코르티솔 수준을 유지한 사람들에 비해 기억력 손상이 더 컸다. 해마(뇌의 기억 담당 부위) 또한 스트레스가 심해 코르티솔 수준이 높은 사람들이 14% 더 작았다. 뇌에 돌이킬 수 없는 손상을 입힌 주범은 코르티솔에 대한 장기적인 노출일 것이라고 연구자들은 결론 내렸다. 우울증과 알츠하이머병이 발병한, 코르티솔 수준이 높은 여성은 5년 내에 전체 뇌용적의 약 60%를 상실했다.

게다가 갑작스러운 충격적 사건들은 치매로 나아가는, 심각한 심리적 스트레스의 잔재를 남길 수 있다. 그리스 AUTH(Aristotle University of Thessaloniki)의 신경학자들은 아버지 사망 후 치매로 진단된 49세 여성에 관한 이야기를 한다. 그리고 전 재산을 잃은 뒤 정신적 퇴행이 시작된 남성에 관해서도 이야기한다. 나중에 그는 알츠하이머병으로 진단됐다. 사랑하는 사람의 상실 직후, 또는 은퇴처럼 삶을 변화시키는 사건 직후 치매가 시작되는 것에 관해서는 다른 학자들도 언급했다.

샌프란시스코 소재 캘리포니아대학 연구자들에 따르면, 외상外傷후 스트레스증후군(PTSD)을 가진 늙은 참전용사들은 치매에 걸릴 가능성이 PTSD가 없는 참전용사들의 2배이다. "그것은 놀랄 일이 아니라."라고 시카고 소재 러시 알츠하이머병센터의 신경심리학자 로버트 윌슨Robert S. Wilson 박사는 말한다. 그는 PTSD가 직접 치매를 유발하지 않을지라도 사람들을 치매에 더 취약하게 만들 수 있다고 지적했다.

生活의 기술: 만성 스트레스와 PTSD는 노인에게 기억력 쇠퇴와 치매의 취약성을 높일 수 있다는 점에 주의하라. 전문적인 조언을 구하라. 스트레스 관련 기억력 상실은 조기에 찾아 치료한다면 항우울제, 상담, 이완 기술, 그리고 다른 형태의 치료로써 차단할 수 있다. 코네티컷대학의 최근 조사에서, 대중의 66%는 높은 스트레스가 치매 위험인자라는 사실을 알지 못했다.

87

뇌졸중을 피하라

뇌졸중은 알츠하이머병 가능성을 2 배로 높인다

뇌졸중은 두 가지 이유 때문에 당신이 피하고자 하는 혈관의 사고다. 그것은 자체적으로 특정 손상을 야기하며, 또 당신을 알츠하이머병에 빠뜨린다. 실제로 당신이 알츠하이머병 병리현상을 약간 가지고 있어도, 뇌졸중이 스위치를 눌러 치매 유발에 충분한 추가 손상을 초래하지 않으면, 증상이 나타나지 않을 수 있다. 완전히 진행된 뇌졸중은 당신의 알츠하이머병 발병 가능성을 최소한 2 배로 높인다.

켄터키대학의 저명한 뇌연구자 데이비드 스노든 David Snowdon 박사의 획기적 발견에 따르면, 일부 경우에서 뇌 중요부위의 뇌졸중은 사소한 것이라도 당신의 알츠하이머병 위험을 무려 20 배나 폭등시킬 수 있다. 알츠하이머병의 노인성반 plaques 과 신경원섬유 엉킴 tangles 부근에서 발생한 뇌졸중 손상은, 각각의 조건이 단독으로 발생했을 때보다 뇌를 더 심하게 황폐화한다. 스노든이 말한 대로, "뇌졸중 더하기 알츠하이머병은 1+ 1=2 가 아니다. 그것은 1+ 1=4(또는 5)와 훨씬 더 비슷하다."

왜 그런가? 먼저 뇌졸중 이후에 뇌는 독성 베타아밀로이드—알츠하이머병을 유발하는 끈적끈적한 물질—의 생성이 증가되는 현상을 보인다는 것을 연구자들은 안다. 컬럼비아대학 연구자들은 뇌졸중 여파로 분비되는 특정 단백질이 베타아밀로이드를 자극한다고 생각한다. 또 뇌졸중은 알츠하이머병의 다른 악명 높은 범인인 염증을 수반한다.

뇌졸중, 특히 미니 뇌졸중ministroke도 혈관성 치매의 주요 원인이다. 혈관성 치매는 뇌의 혈관과 모세혈관에서 발생하는 병으로, 증상이 알츠하이머병과 비슷하다. 두 질환은 흔히 뇌에서 동시에 발생한다. (268쪽 "혈관성 치매를 예방하라"를 보라.)

생활의 기술: 혈압을 낮게 유지하라. 고혈압은 뇌졸중의 첫째 요인이다. (60쪽 "혈압을 관리하라"를 보라.) 금연하라. 금연은 뇌졸중 위험을 극적으로 줄인다. 운동하라. 최근 연구에서 적당하거나 강한 운동을 하는 노인들은 뇌졸중 발병 위험이 63% 줄었다. 뇌졸중을 억제하는 것으로 알려진 칼륨을 충분히 섭취하기 위해, 야채와 과일을 많이 먹어라. 비타민D를 섭취하라. 비타민D 수준이 매우 낮은 사람들은 정상인 사람들보다 뇌졸중에 걸릴 위험이 78% 높다. 뇌졸중의 초기 징후를 조심하라. 당신의 뇌로 가는 혈류를 차단할 수 있는 장애물을 찾기 위해, 초음파로 목의 경동맥을 체크하라. 또 당신의 발목 혈압을 체크하라. (35쪽 "발목을 체크하라"를 보라.)

88

당분을 줄여라

과다한 당분은 뇌에 알츠하이머병 노인성반을 만든다

당신의 뇌에 당분을 과다하게 공급하는 것은 큰 실수다. 알츠하이머병에 걸리기 쉬운 쥐들에게, 성인기의 대부분 동안 '균형식'과 함께 당분 10%를 섞은 음료수를 줬을 때, 무슨 일이 생겼는가를 보라. 그 쥐들은 비만이 됐으며, 높은 콜레스테롤과 비활동적인 인슐린을 가지게 됐다. 학습과 기억력검사에서는 불발탄이었다. 결정타는 그 쥐들이 무無첨가 물을 준 쥐들과 비교했을 때 *3 배의* 베타아밀로이드―신경세포를 죽이고 알츠하이머병을 유발하는 끈적끈적한 물질―를 가졌다는 것이다.

그렇다. 심각한 사실은 보통 당분은 민감한 뇌에서 알츠하이머병으로 귀결되는 독성 물질의 생성을 촉진한다는 것이다. 뇌가 손상된 쥐들은 얼마나 많은 당분을 마셨을까? 버밍햄 소재 앨라배마대학 연구자들에 따르면, 그것은 사람을 기준으로 할 때 하루 40 티스푼 tea-spoon 분량의 설탕(600 ㎉)이다. "인간에게서 비슷한 손상을 가하는 것은 더 적은 양일지도 모른다."라고 그들은 덧붙였다.

그리고 청량음료와 정제식품에 단맛을 내기 위해 사용되는 과당果糖을 액상과당 형태로 직접 게걸스럽게 먹는 가여운 실험실 쥐들을 불쌍히 여겨라. 조지아주립대학 연구자들은 그런 동물들이 어떤 것을 배운 다음날 어떻게 그것을 기억할 수 없는가를 생생히 설명했다. 그 동물들은 안전한 장소의 과거 위치를 알지 못한 채, 수영해서 가야 할 안전한 장소를 찾기 위해 물속에서 허우적거렸다. 그들의 '공간 기억'은 심각하게 손상돼 있었다. 이제 전문가들은 공간 기억의 상실은 인간에게서 알츠하이머병의 초기 징후라고 말한다.

우리는 '당분 강타强打'가 유발하는 직접적인 뇌 손상에 그렇게 무서움을 느끼지 않을 수 있다. 그러나 오랫동안 당분에 열광하면 비만 유행병, 당뇨병, 고혈압, 높은 중성지방, 낮은 HDL 콜레스테롤, 그리고 여러 위험인자들의 결합인 이른바 대사증후군을 촉발한다. 이 모든 것은 노화성 기억력 손상과 알츠하이머병으로 향하는 간접적인 고속도로이다.

액상과당이 가장 나쁘다. 그것은 가장 나쁜 형태의 지방—복부에 볼록 튀어나온 '사과 형태'를 만드는 내장 혹은 복부 지방—을 만들기 때문이다. 극적인 증거는 데이비스 캘리포니아대학의 시험에서 나왔다. 과체중·비만인 사람들은 순수한 과당 또는 순수한 포도당을 추가한 특별한 음료수를 마셨다. 10주 후에 그들의 체중은 약간 변했다. 그러나 과당 음료수를 마신 사람들은 놀랍게도 내장지방이 80%나 증가했다. 또한 그들은 공복시 혈당, 중성지방, 해로운 LDL 콜레스테롤이 높았다. 가장 나쁜 것은 인지장애·치매와 직접적인 관련이 있는 인슐린 기능부전 또는 '인슐린저항성'을 가지고 있었다는 점이다. (166쪽 "인슐린을 정상으로 유지하라" 그리고 280쪽 "허리를 주시하라"를 보라.)

핵심은 이렇다. 그냥 당분을 먹는 것은 알츠하이머병을 촉진하기 때문에 매우 나쁘다. 과당이 많이 들어간 정제 식품·음료수는 그 위험을 극적으로 증가시킨다.

생활의 기술: 모든 형태의 당분을 줄이도록 의식적인 노력을 하라. 비만을 유발하는 달콤한 청량음료를 마시지 마라. 354 cc는 8 티스푼의 당분(대개 액상과당)을 가질 수 있다. 감미료는 대부분을 과일과 다른 천연재료에 의존하라. (과일에서 나오는 과당은 괜찮다.) 옥수수 감미료, 옥수수시럽, 덱스트로스, 포도당, 액상과당, 꿀, 엿당, 엿기름 시럽, 당밀, 수크로스, 시럽 같은, 첨가된 그리고 숨어 있는 당분을 알기 위해 정제식품들의 라벨을 체크하라.

미국심장협회의 말에 귀를 기울여라. 이 협회는 대부분의 여성은 식품·음료수에 첨가된 당분은 하루 6 티스푼(100 ㎉)으로 제한하라고 조언한다. 그리고 대부분의 남성은 하루 9 티스푼(150 ㎉)으로 제한하라고 조언한다. 달콤한 청량음료를 무첨가 음료수나 탄산음료, 감미료가 들어가지 않은 아이스티나 주스, 저지방 우유, 가끔씩 인공적으로 감미한 청량음료로 대체하라.

89

차를 마셔라

차는 뇌졸중과 기억력 상실을 막고 죽어가는 신경세포들을 회생시킨다

 연구자들은 평범한 차가 당신의 뇌를 치매로부터 구하는 매력적인 방법들을 발견했다. UCLA 연구자들이 표현한 대로 가장 최근의 "놀라운 발견"은, 당신이 녹차나 홍차를 최소한 하루 3잔 마시면 뇌졸중 발병 가능성이 21% 떨어진다는 것이다. 그리고 마시는 양을 두 배로 늘리면 당신의 뇌졸중 가능성은 42% 떨어진다. 인정하듯이, 그것은 그처럼 작은 몸짓으로부터 얻는 기념비적인 약속이다.

 그리고 가장 놀라운 뉴스가 있다. 많은 증거들에 따르면, 차는 알츠하이머병에 선행하는 인지상실을 막으며, 차를 많이 마시면 마실수록 당신의 노화하는 기억력은 더 좋아진다는 것이다. 하루 단 한 잔의 녹차를 마신 일본노인들은 인지장애 가능성이 38% 줄었다. 녹차나 홍차를 일주일에 1~4회 마시는 미국노인들은, 인지쇠퇴가 차를 마시지 않는 사람들보다 매년 37%씩 적어진다는 것을 UCLA의 새 연구는 발견했다.

 차의 비밀은 미스터리가 아니다. 잎은 혈액뇌관문을 통과해 신경세포 손상을 막을 수 있는 화합물로 가득하다. 예를 들면, 녹차로 키운 실험쥐들은 해마 그리고 뇌의 기억과정 부위의 손상이 적다. 결과적으로 노년에 매우 우수한 기억력과 학습능력을 갖는다.

특히 강력한 녹차의 항산화제 EGCG(갈산염-3-에피갈로카테킨)는 뇌세포를 죽이는 베타아밀로이드의 독성을 막을 수 있으며, 뇌에서 파괴적인 철분을 제거하거나 킬레이트 화합물로 만들 수 있다. 획기적인 실험에서 이스라엘 과학자들은 EGCG는 심지어 퇴행적 뇌질환으로 잃었다고 생각되는, 병들고 죽어가는 신경세포들을 재생시키는 것을 발견했다. 시들어가는 뇌세포를 죽음의 순간으로부터 원기 왕성한 삶으로 되돌리는 것은 뇌에 매우 큰 도움이 된다.

생활의 기술: 반드시 차나무에서 우러난 진짜 홍차와 녹차를 마셔라. 녹차가 3~4배의 항산화제(특히 많은 EGCG)를 가지고 있지만, 둘 다 당신의 노화하는 뇌에 도움이 된다. 허브 차뿐 아니라, 인스턴트나 병·캔에 든 '진짜(?)' 차는 항산화작용이 거의 없다. 항산화제를 최대한으로 추출하기 위해, 티백 형태로 또는 통에 든 차를 일부 꺼내 적어도 5분 이상 뜨거운 물에 적셔라. 우유를 섞지 마라. 그것은 차의 항산화제작용을 25%까지 줄일 수 있다.

추가적인 뇌 보호를 위해, 당신은 고용량의 EGCG를 공급하는 녹차 추출물을 복용할 수 있다. 그것은 건강식품 가게나 약국, 온라인에서 구입할 수 있다. 이스라엘 연구자들은 보충제 형태의 순수한 EGCG 300~400㎎이 적당량이라고 말한다.

90

치아를 관리하라

나쁜 잇몸은 뇌에 독이 될 수 있다

　웨스트 버지니아대학 치대의 분석에 따르면, 치아·잇몸 질환을 가진 사람들은 기억력과 인지검사에서 낮은 점수를 받기 쉽다. 연구자인 리처드 크루트Richard Crout 박사는 잇몸질환을 일으키는 감염은 기억력 상실 관련 뇌 부위로 흘러가는 염증성 부산물을 만들어 낸다고 이론화한다. 이들 염증인자들은 뇌세포에 독이 될 수 있다. 결과적으로, 이를 닦고 치실을 사용해 전체적으로 잇몸병을 예방하는 것은, 잇몸과 치아뿐 아니라 당신의 기억력까지 더 좋게 유지하는 데 도움이 된다고 크루트는 말한다.

　여러 쌍의 쌍둥이들을 비교한 서던 캘리포니아대학의 연구는, 35세 이전에 치주질환—치아가 흔들리거나 치아를 잃는 것이 특징—을 가지면, 노년기에 치매에 걸릴 가능성이 4배로 급등한다는 것을 발견했다. 아마도 범인은, 잇몸 구조를 약화시킬 뿐 아니라 뇌 조직에 해를 입히는, 일생에 걸친 염증에 대한 노출일 것이다.

　컬럼비아대학 의대의 신경학자들에 따르면, 가장 심한 치은염—잇몸에 생긴 염증으로 치주질환의 첫 징후—을 가진 미국노인들은, 기억력·인지장애 징후를 보일 가능성이 치은염이 가장 적은 노인들의 2~3 배이다.

생활의 기술: 당신과 당신 가족 모두가 인생 초기에 잇몸의 출혈·염증을 관리하는 치료를 반드시 받아라. 그것이 인생 후반기에 기억력 상실과 치매로 귀결되는 염증 공격으로부터 당신의 뇌를 구하는 데 도움이 될 수 있다고 전문가들은 말한다.

91

갑상선을 체크하라

기능항진이든 저하든, 그것은 알츠하이머병을 유발할 수 있다

흠 있는 갑상선은 알츠하이머병의 증상들을 모방할 수 있다. 그것이 갑상선 기능부전이 치매로 오진될 수 있는 이유이다. 다행스럽게도, 약은 늘 그 문제를 바로잡고 가짜 치매는 사라진다.

그러나 이제 당신의 갑상선에 관해 걱정해야 할 새로운 이유가 있다. 비정상적인 갑상선 활동은 실제로 알츠하이머병을 유발할지도 모른다. 실제로 최근 연구에 따르면, 만약 당신이 여성이라면 갑상선 문제는 당신이 알츠하이머병에 걸릴 가능성을 2배로 높인다.

하버드의대와 보스턴대학 의대의 잘디 탄 Zaldy S. Tan 박사와 동료들은 1,800명이 넘는 사람들(평균 71세)을 약 13년간 추적했다. 연구를 시작할 때에 모두 인지상태가 정상이었지만 종료시점에서 약 11%가 알츠하이머병으로 진단됐다.

부진한 또는 흥분한 갑상선을 가진 여성들—갑상선자극호르몬(TSH)의 혈중 수준이 가장 낮거나 가장 높은 여성들—은 알츠하이머병의 비율이 정상 갑상선을 가진 여성의 2배였다. 흥미롭게도 이 연구는 비정상적인 갑상선을 가진 남성은 알츠하이머병에 걸릴 가능성이 더 높지 않았다는 것을 보여주었다. 그러나 네덜란드의 후속 연구에서, 흥분한 갑상선을 가진 남자노인들은 정상 혹은 부진한 갑상선을 가진 남자 노인들에 비해 알츠하이머병 위험이 20% 뛰었다.

어떻게 갑상선 기능부전이 알츠하이머병으로 귀결될 수 있는가? 연구자들은 가능성 있는 몇 가지 이유들을 제시한다. 과도한 갑상선호르몬은 신경세포를 죽일 수 있으며 신경전달물질인 아세틸콜린을 대폭 줄일 수 있다. 또는 뇌혈관을 손상시킬 수 있다. 부진한 갑상선은 뇌세포에서 독성 베타아밀로이드를 증가시킬 수 있다.

생활의 기술: 만약 갑상선 문제를 의심한다면, 통상적인 갑상선검사를 받아라. 만약 당신이 알츠하이머병으로 진단된 적이 있다면, 오진을 배제하기 위해 갑상선검사를 받아라. 하버드-보스턴대학 연구에서, 알츠하이머병 위험이 증가한 사람들은 TSH 수준이 1.0 미만, 2.1 이상이었다. 이 갑상선 수준은 표준 가이드라인보다 비정상적인 사람들을 더 많이 찾아낸다고 연구자들은 말한다. 갑상선 문제는 늘 치료로써 바로잡을 수 있다.

갑상선 문제의 증상은 여러 가지가 있다. 부진한 갑상선의 통상적인 징후는 피로, 우울증, 체중증가를 포함한다. 과도한 갑상선의 징후로는 과민성, 체중감소, 휴식중 맥박 증가, 근육 약화, 손의 미세 떨림, 불면증이 있다. 인지쇠퇴는 부진한 그리고 과도한 갑상선 둘 다의 증상이다.

92

저체중을 조심하라

노년의 체중감소는 알츠하이머병의 신호일 수 있다

중년비만은 당신의 알츠하이머병 가능성을 높이지만, 60세 이후 설명되지 않는 체중감소는 미래에 당신이 알츠하이머병에 걸릴 징후일지도 모른다.

여성들은 적어도 치매로 진단되기 10년 전에 체중이 줄기 시작했다고 메이요클리닉 연구자들은 말했다. 체중이 같은 여성들(평균 63.6 kg) 사이에서, 치매가 발병한 사람들은 30년에 걸쳐 서서히 야위었다. 그리고 알츠하이머병 진단을 받았을 때, 알츠하이머병에 걸리지 않은 여성들에 비해 체중이 평균 5.5 kg 적었다. 알츠하이머병에 걸릴 운명인 사람들의 체중은 증상발현 10년 전에 61.7 kg으로 떨어졌으며, 진단시점에는 58.1 kg으로 떨어졌다. 치매가 없는 여성들의 체중은 같은 기간 동안 일정했다.

식이장애나, 인식 전환에 따른 음식섭취 제한보다는 뇌의 초기 병리현상이 체중감소를 촉발하는 것이 분명하다고 사우스 플로리다대학의 제임스 모티머James Motimer 박사는 말한다. 여성노인에 관한 그의 연구는, 설명할 수 없는 체중감소는 심각한 뇌 퇴행의 반영이라는 것을 발견했다. "체중감소가 치매 시작에 앞서 아주 오랫동안 지속된다면, 알츠하이머병 과정과 구체적으로 연관돼 있을 가능성이 크다."라고 그는 결론 내렸다.

뇌 병리현상이 진행함에 따라 체중감소 비율도 증가해, 증상이 발견되기 직전 해에는 그 비율이 두 배가 되는 것을 워싱턴대학의 다른 연구가 발견했다. 피츠버그대학 의대 티파니 휴즈 Tiffany Hughes 박사가 수행한 연구에 따르면, 70대에 의도하지 않은 갑작스러운 체중감소는 당신의 치매 발병 가능성을 3배로 높일 수 있다. 만약 당신이 처음으로 과체중이나 비만이 되면 그 가능성은 훨씬 줄어든다. 그것은 비만이 당신에게 좋다는 것을 의미하지 않는다고 그녀는 말한다. 그것은 노년의 갑작스러운 체중감소는 치매 증상이 분명해지기 전에 그 병이 다가왔다는 경고성 징후일 수 있다는 것이다.

요점은 이렇다. 중년비만은 치매의 위험요인일 수 있다. 반면 노년의 체중감소는 알츠하이머병을 예고하는 뇌 변화의 반영일 수 있다. 선도적 권위자인 카이저 퍼머넌트사社 연구부의 레이첼 휘트머 Rachel A. Whitmer 박사는, 노인에게 체질량지수(BMI) 18.5 미만은 알츠하이머병 위험인자라고 말한다.

생활의 기술: 점진적이거나 급속한, 의도하지 않은 체중감소는 진행중인 뇌 병리현상과 연관돼 있을 수 있다. 따라서 그것은 주의해야 할 대상이며, 반드시 건강의 표시로 취급되지는 않는다. 60세 이후 설명할 수 없는 체중감소에 관해서는 당신의 의사와 대화하라.

당신은 노년에 체중감량을 위해 필사적으로 노력해야 할까? 일부 의사와 연구자들이 주는 표준적인 조언은 '아니다'였다. 일부 연구의 결론대로, 그들은 체중감소가 허약함이나 조기 사망으로 귀결될 수 있다고 우려한다. 그러나 웨스트 포리스트대학의 연구는 운동을 통해 *의도적*으로 체중을 줄인(평균 4.5 kg) 과체중 노인들은 이후 8년에 걸쳐 사망위험이 50% 낮았다는 것을 최근 발견했다. 그런 발견들은 노년에서도 분별 있는 체중감량을 지지한다. 그러나 지나치게 하지는 마라. 노년의 허약함―체중감소, 특히 근육량 감소, 약해진 쥐는 힘, 늦어진 걸음걸이, 전반적인 육체활동의 저하, 피로―은 빠른 인지쇠퇴를 유발하는 큰 위험인자이다.

93

혈관성 치매를 예방하라

뇌혈관의 작은 상처는 마음을 훔칠 수 있다

당신은 치매를 생각할 때 알츠하이머병을 떠올린다. 실제로 알츠하이머병은 치매의 제 1 원인이다. 그러나 두 번째이면서 노화하는 뇌에 마찬가지로 파괴적인 것은 혈관성 치매이다.

연구자들은 과거에 두 치매를 전적으로 별개라고 생각했다. 그러나 지금은 두 치매가 밀접하게 관련돼 있다고 말한다. 알츠하이머병 병리현상을 가진 사람들의 약 50%는 심각한 뇌혈관 손상을 가지고 있다. 두 치매의 증상은 매우 비슷하기 때문에 의사들은 둘을 구분하는 데 어려움을 겪는다. 두 치매가 동시에 존재하면서 그 증상들이 크게 늘어날 때에는 더욱 더 그렇다. 혈관성 치매는 흔히 알츠하이머병으로 오진된다. 두 치매는 서로를 더 강하게 만들지만, 주로 서로 다른 뇌 문제에서 발생한다.

혈관성 치매는 뇌 혈류가 줄어들거나 막혀, 신경세포들이 굶어 죽기 때문에 발생한다. 혈류 방해와 차단의 주요 원인은 뇌졸중이 뇌혈관에 남긴 축적된 손상이다. 뇌졸중은 심한 뇌졸중일 수도 있지만, 다수의 미니 뇌졸중ministroke—발견되지 않기 때문에 '침묵의 뇌졸중'이라고 불린다—이 더 전형적이다. 기억력 손상의 가장 초기 예보像報인자는 MRI 뇌 스캔에서 '백질白質 고강도'로 알려진 흰 부분으로 나타나는데, 이것은 고혈압과 관련돼 있다. 혈관성 치매의 숨길 수 없는 다른 징후는 균형감과 걷기의 어려움이다. 혈관성 치매의 잠복 원인은 고혈압, 높은 콜레스테롤, 동맥경화, 염증, 당뇨병을 포함한 심혈관의 문제이다.

혈관성 치매와 알츠하이머병의 주요 차이점은 병의 진행이다. 알츠하이머병에서 인지쇠퇴는 느리고 꾸준하며 훨씬 더 지속적이다. 혈관성 치매에서는 반복된 미니 뇌졸중 또는 심한 뇌졸중으로 인해 세포들이 죽기 때문에 인지가 급속히 쇠퇴할 수 있다. 혈관성 치매에 관한 좋은 뉴스는, 비록 손상은 되돌릴 수 없을 것 같아도, 추가 뇌졸중을 예방하면 인지쇠퇴 중단에 도움이 된다는 것이다.

생활의 기술: 당신 뇌의 혈관 손상을 예방하기 위해 할 수 있는 모든 것을 하라. 그것은 혈압(혈압은 뇌졸중의 주요 원인이다)을 정상으로 유지하고, 콜레스테롤과 염증(뇌의 모세혈관을 손상시킨다)을 줄이는 것을 의미한다. 비타민 B_{12} 결핍을 조심하라. 그것은 혈관성 치매의 조기 징후인 백질 고강도를 증가시킬 수 있다. (60 쪽 "혈압을 관리하라", 77 쪽 "나쁜 콜레스테롤을 통제하라", 161 쪽 "염증과 싸워라"를 보라.)

94

비디오게임을 하라

비디오게임은 노화와 함께 쇠퇴하는 기억력과 반응시간을 향상시킬 수 있다

　노인들이 비디오게임을 시작할 때 무슨 일이 생길까? 물론 그것은 게임에 따라 다르다. 그러나 저명한 연구자이자 어바나-샴페인 소재 일리노이대학 심리학과 교수인 아서 크레이머 Arthur Kramer 박사는 좋은 뉴스를 가지고 있다. 최근 연구에서 그는 60세 이상 집단을 8주간 '라이즈 오브 네이션스 Rise of Nations'라는 컴퓨터게임에 투입했다. 그것이 인지기능을 향상시키는지 보기 위해서였다. 이 특정 비디오게임은 복잡하고, 전략에 기초한 역할을 수행하는 게임이며, 플레이어 player 들은 여기서 자신의 제국을 건설한다. 그것은 도시계획, 사람들을 먹이고 고용하는 것, 적절한 군대 유지를 의미하며, 이것들은 모두 많은 의사결정과 다중多重작업을 필요로 한다.

　그 게이머 gamer 들은 초보자들이라는 것을 기억하라. 그들은 과거 2년간 비디오게임을 한 적이 없었다. 따라서 만약 그들이 시간이 지나면서 단순히 게임 더 잘 하는 방법을 배웠다면, 그것은 많은 의미가 없다는 것을 크레이머는 알았다. 그들은 그렇게 했다. 크레이머가 알고자 한 것은 '라이즈 오브 네이션스' 게임이 일반적으로 그들의 인지기능을 향상시키는가였다. 만약 그렇다면, 그것은 그 비디오게임이 노화성 인지상실을 지연·역전시킬 수 있는 정신적 자극을 줬다는 것을 의미한다.

크레이머가 기쁘게도, 8주 후 게이머들은 연습 덕분에 '집행통제' (작업 전환, 작업 기억, 단기 시각 기억, 추론) 검사에서 그 게임을 하지 않은 노인들보다 더 높은 점수를 받을 수 있었다. 정확하게 이 것은 60세 이상에게서 손상이 가장 많은 인지능력들이다. 흥미롭게도 그 게임을 하는 것은 20대 초반 대학생들의 인지에는 아무런 기여를 하지 못했다. 그 게임은 노인들에게서 줄어드는 정신능력을 표적으로 했기 때문에 분명히 효과가 있었다.

이 시험은 복잡한 지능을 필요로 하는 비디오게임이 노년에 인지기능 상실을 막을 수 있다는 증거를 보여주는 최초의 것이다.

'갓 오브 워 God of War'처럼, 빠른 정보처리와 빠른 반응을 필요로 하는 단순한 액션 비디오게임은 어떨까? 뉴욕주 로체스터대학의 한 연구는 그처럼 속도가 빠른 비디오게임은 노인들의 반응시간과 정보처리 속도를 크게 향상시킬 수 있으며, 기억력과 공간 추론 개선에도 기여할 수 있다고 시사한다. 그 연구에 따르면, "액션 비디오게임을 하는 행위는 반응시간을 크게 줄인다"는 좋은 증거가 있다.

생활의 기술: 인기 많은 위 Wii 게임—운동건강 프로그램뿐 아니라 가상의 볼링, 테니스, 골프, 복싱—을 포함해 계속 비디오게임을 즐겨라. 만약 당신이 액션 비디오게임을 즐긴다면 그것을 하라. 도전을 위해 '라이즈 오브 네이션스'처럼 복잡한 게임을 해보라. 모든 비디오게임이 당신을 더 똑똑하게 만들거나 알츠하이머병에 더 잘 저항하게 만든다는 보장은 없다고 크레이머는 말한다. 반면 게임이 정신적 자

극이 되고 즐겁다면, 그것이 당신 뇌에 좋을 가능성이 높다. 그리고 정신적 자극을 위해 TV 시청을 억제해야 할 것 같다. (140쪽 "뭔가를 구글 하라"를 보라.)

95

모든 것에 식초를 넣어라

식초는 혈당과 식욕을 통제하는 데 도움이 된다

식초가 직접 알츠하이머병과 맞설 것이라는 기대는 하지 마라. 그러나 식초가 기억력 쇠퇴와 치매로 귀결될 수 있는 위험인자들—즉, 높은 혈당, 인슐린저항성, 당뇨병과 전前당뇨병, 체중증가—을 억제한다는 증거는 많다. 세계 최상급 연구자들은 식초를 매우 진지하게 받아들인다.

우리가 필요로 하는 것은 혈당을 낮추는 간단하고 효과적인 방법이라고 피닉스 소재 크로노스장수연구소의 미첼 하먼Mitchell Harman 박사는 말한다. 무슨 생각이 드는가? 그는 식초라고 말한다. 인간과 동물을 대상으로 한 연구들에서, 산성酸性 물질은 강한 혈당강하降下 효과를 가지는 것으로 나타났다고 그는 말한다. 그의 연구소는 정확히 왜 그런 작용을 하는가를 파악하기 위해 엄격한 시험들을 하고 있다.

호주 시드니대학 교수이자 저혈당식사법 추진자인 제니 브랜드-밀러Jennie Brand-Miller 박사는 식초가 혈당을 올리는 음식을 제어한다고 칭찬한다. 샐러드드레싱의 식초 4 티스푼은 평균적인 식사에서 오는 혈당 급등을 30% 낮출 수 있다고 그녀는 말한다. 혈당을 급등시키는 흰 감자에 식초를 넣으면 혈당 급등을 25% 낮출 수 있다. 당신이 밤에 자러 가기 전에 식초 2 티스푼을 들이키면, 아침 기상 때에 (특히 당뇨병환자에게) 저혈당을 보장하는 데 도움이 될 수 있다고 브랜드-밀러는 말한다.

식초는 위 공복감을 제어하고, 탄수화물 소화를 늦추고, 아마도 식욕을 떨어뜨림으로써 효과를 발휘한다고 그녀는 이론화한다.

애리조나주립대학의 연구들은 식초가 식욕과 음식 섭취를 제어해 체중증가와 비만-당뇨병, 치매의 가속화, 기억력 상실과 관련돼 있다 —을 예방하는 데 도움이 될 수 있다는 것을 발견했다. 사과주스 식초 1½티스푼을 마신 시험대상자들은 다음 식사에서 200 ㎉를 적게 먹었다.

스웨덴 연구자들은 동의한다. 한 연구에서 흰 빵과 함께 식초 2~3 티스푼을 마셨더니 예상된 인슐린과 혈당 증가가 약 25% 줄었다. 시험대상자들은 또한 배가 더 부름을 느꼈다. 포만감은 식초의 성공을 만드는 다른 열쇠이다.

생활의 기술: 식초를 충분히 넣어라. 샐러드드레싱에 넣고, 한 스푼씩 먹고, 음료수 잔에도 넣고 섞어라. 중요한 것은 산성이기 때문에, 어떤 형태의 식초—사과주스 식초, 흰 식초, 발사믹 식초, 적포도주 식초, 백포도주 식초, 현미 식초, 라스베리 식초, 블루베리 식초, 그리고 다른 과일향이 나는 다양한 것들—도 효과가 있다. 그렇다. 그것은 레몬과 라임주스도 혈당 상승을 제어하는 데 도움이 될 수 있다는 것을 의미한다고 브랜드-밀러는 말한다.

96

비타민 B_{12}를 충분히 섭취하라

B_{12} 결핍은 뇌를 위축시킨다

나이 듦에 따라, 혈중 B_{12} 수준은 내려가고 알츠하이머병 가능성은 올라간다. 당신이 음식으로부터 B_{12}를 흡수하는 능력은 중년에 줄어들어, 수년 뒤 뇌 퇴행의 계기를 마련한다. 한 연구에 따르면, 중년의 낮은 B_{12}는 노년에 당신이 알츠하이머병에 걸릴 가능성을 4배로 높이는 것으로 발견됐다.

최근 영국 옥스퍼드대학 과학자들은 왜 B_{12}가 낮은 뇌는 인지문제를 야기할 수 있는가를 발견했다. 실제로 뇌 용적이 위축된다. MRI 뇌 이미지화를 사용해, 연구자인 안나 보기에이초글로우 Anna Vogia-tzoglou는 61~87세 자원자 100여명을 연구했다. 주목할 만한 발견은, 5년 이상 B_{12}가 가장 낮은 사람들은 가장 높은 사람들보다 6배 더 뇌 위축을 겪었다는 것이다. 놀랍게도 어떤 대상자도 분명한 B_{12} '결핍'은 아니었다. 심지어 의사들이 B_{12} '낮은 정상'이라고 부른 사람들도 최악의 뇌 위축과 부분적으로 관련돼 있었다. 진짜 원인이 B_{12} 결핍일 때에 알츠하이머병으로 오진되는 것은 특별한 일이 아니다.

연구자들은 B_{12} 부족이 수초(신경섬유의 축색을 감싸는 피막)를 빼앗음으로써 뇌 위축을 야기한다고 말한다. 또한 B_{12} 결핍은 뇌세포의 다른 파괴자인 염증을 야기할 수 있다. 그리고 낮은 B_{12} 는 혈중 호모시스테인(알츠하이머병에 책임 있는 것으로 알려진 아미노산) 수준을 높이는 데 기여한다.

생활의 기술: 40 세 이후 매일 500~1,000mcg 의 비타민 B_{12} 를 섭취하라. 그것은 비싸지 않으며 전적으로 안전하다. 부작용이나 독성을 갖는 B_{12} 의 양은 발견되지 않았다. 만약 당신이나 노년인 가족이 정신적 혼란, 기억력 상실, 피로, 치매 징후를 설명할 수 없다면, 반드시 B_{12} 결핍에 관한 검사를 받아라. 대부분의 의사들은 통상적으로 그 검사를 시행한다. 만약 B_{12} 결핍이라면, 의사는 B_{12} 수준이 정상화될 때까지 격주 또는 매월 B_{12} 주사를 맞으라고 권유할 것이다. 일단 B_{12} 가 적정수준을 회복하면, B_{12} 정제錠劑가 주사를 대체할 수 있다는 것을 연구는 보여준다. 당신이 엽산을 복용하더라고 비타민 B_{12} 는 반드시 섭취하라. (135 쪽 "엽산을 섭취하라", 152 쪽 "정상 호모시스테인을 유지하라"를 보라.)

97

비타민 D 를 무시하지 마라

비타민 D 부족은 뇌를 알츠하이머병으로 내몰 수 있다

만약 당신이 비타민 D 부족이라면, 인지장애와 알츠하이머병에 직면할 가능성이 높다. 그런 생각은 수년 전만 해도 심지어 연구자 대부분의 레이더에 포착되지 않았다. 그러나 점증하는 증거들은 그것이 사실임을 시사한다. 또한 그것은 걱정스러운 일이다. 비타민 D 결핍은 전세계적인 유행병이기 때문이다. 전문가들은 미국과 유럽에서 노인의 40~100%가 비타민 D 결핍이라고 평가한다.

당신의 비타민 D 수준이 내려감에 따라, 정신적 쇠퇴와 치매 가능성은 올라간다. 65 세 이상 미국인 3,325 명을 대상으로 한 최근의 중요한 연구에 따르면, 비타민 D '결핍'은 인지장애 가능성을 42% 높였으며, '심각한 결핍'은 그 가능성을 394%나 급등시키는 것으로 나타났다! 비타민 D 혈중 수준이 가장 높은 사람들은 위험이 가장 적었다.

게다가 영국 엑서터대학의 책임연구자 데이비드 르웰린David Llewellyn 박사에 따르면, 대부분의 미국노인들은 비타민 D 가 낮고 적절한 보충제를 섭취하지 않아, 인지퇴행에 그리고 아마도 치매에 예외적으로 취약하다.

나이 듦에 따라 당신의 비타민 D를 올리면 인지쇠퇴를 늦출까? 그것을 입증하는 임상시험은 없었다. 그러나 연구자들은 비타민 D 섭취를 올리면 치매, 치매와 관련된 다른 요인들—우울증, 심혈관질환 등—을 방지하는 데 도움이 될 것이라고 믿을 충분한 근거를 가지고 있다.

비타민 D가 어떻게 알츠하이머병과 싸우는가에 관한 가장 놀라운 증거는 UCLA의 획기적인 연구에서 나왔다. 그 연구에 따르면, 비타민 D는 뇌로 가는 것들을 청소하고 베타아밀로이드 조각들—알츠하이머병의 신경세포 파괴에 책임이 있는 끈적끈적한 침전물—을 제거하는 면역계의 능력을 향상시킨다. 비타민 D는 베타아밀로이드를 포함한 폐기물을 집어삼키는 '대식人食세포'라고 불리는 청소세포의 능력을 강화한다. 연구자들은 그것을 "아밀로이드 뇌의 청소"라고 부른다. 그것은 대단한 일이다. 그 독소의 제거는 뇌세포 손상·사망을 예방하는 데 도움이 되며, 결과적으로 기억력 상실과 알츠하이머병을 늦추거나 역전시킨다고 전문가들은 믿는다.

생활의 기술: 당신의 혈청 25 히드록시비타민 D 수준을 체크하기 위해 의사에게 비타민 D 검사를 요청하라. 특히 60세 이상이면 더 그렇다. 전형적으로 30ng/mL 이상이면 '결핍'이 아니다. 그러나 많은 전문가들은 50~60ng/mL가 더 적절한 수준이라고 권장한다.

당신은 세 가지 방법으로 비타민 D 수준을 끌어올릴 수 있다. 첫째, 비타민 D가 풍부한 식품을 먹는 것이다. 예를 들면, 지방 성분이 많은 생선(특히 연어와 참치), 우유, 아침 시리얼, 비타민 D 성분을 강화한 일부 오렌지주스 제품이 있다. 둘째, 햇볕을 쬐는 것이다. 당신의 몸은 태양 노출을 통해 비타민D를 합성한다. 그러나 나이가 들면 그 혜택이 줄어든다. 셋째, 비타민D 보충제를 먹는 것이다. 가급적 훨씬 강력한 D₃ 형태가 권장된다.

용량에 관한 합의는 이루어지지 않았다. 일부 전문가들은 매일 1,000~2,000IU의 비타민D를 권장한다. 크레이턴대학의 비타민D 전문가 로버트 히니Robert Heaney 박사는, 최고 연구자들은 매일 5,000IU를 복용하는 경우가 흔하다고 말한다. 실제로 캐나다 서스캐처원대학의 최근 연구는, 노인들은 비타민D 결핍을 피하기 위해 매일 5,000IU가 필요하지만, 젊은이들은 2,000IU로도 충분하다는 것을 보여주었다. 공식적으로 비타민D의 안전상한선은 하루 2,000IU이지만, 비공식적으로 전문가들은 1만IU로 본다. 하버드의대 연구자 에릭 림 Eric Rimm 박사는 다음과 같은 경험의 법칙을 제안한다. 하루에 비타민D를 100IU씩 섭취할 때마다 혈중 비타민D 수준이 1ng/mL씩 올라간다. 혈중 비타민D 수준 150ng/mL는 과도하다. 권장량에 관해서는 당신의 의사에게 상담하라. 그것은 당신의 혈액검사 결과와(또는) 의학적 상태에 달려 있다.

98

허리를 주시하라

알츠하이머병으로 귀결될 수 있는 것은 단순한 지방이 아니라 허리둘레 지방이다

과체중이 알츠하이머병 가능성을 높인다는 것을 당신은 이미 알고 있을 것이다. 그러나 그것은 그처럼 간단하지가 않다. 중요한 인자는 당신이 얼마나 비만인가가 아니라, 당신의 허리둘레 지방이 얼마나 많은가라는 것을 연구자들은 알아냈다. 올챙이배 또는 배불뚝이—즉, 복부지방으로 허리둘레나 허리지름에 의해 결정된다—가 당신의 체중이나 체질량지수(BMI)보다 노년기 뇌 고장의 진짜 범인이다. 게다가 수년 뒤 당신 뇌에 파괴의 계기를 만드는 것은 중년의 복부 군살(중심비만, 내장비만으로도 불린다)이다.

여기에 저명한 연구자인, 캘리포니아주 오클랜드 소재 카이저 퍼머넌트사社 연구부의 레이첼 휘트머 Rachel Whitmer 박사가 제시하는 사실들이 있다. 그녀는 시험대상자 6,583명—측정 당시 연령은 40~45세였다—의 허리 측정치를 30년 뒤 정신적 예리함과 비교했다. 그녀의 결론은 이렇다. 중년에 허리둘레가 가장 큰 남녀들은 가장 작은 사람들과 비교할 때, *치매에 걸릴 가능성이 3배였다.* 중년에 살찐 복부를 가졌거나 '사과 형태'인, 정상체중의 사람들도 치매에 걸릴 가능성이 2배였다. 치매의 가장 흔한 예보豫報인자가 비만과 과대한 허리둘레라는 것은 놀랄 일이 아니다.

역설적인 사실도 있다. 만약 당신이 과체중 노인이라면, 치매 위험은 증가하지 않을 수 있으며 실제로는 떨어질 수 있다. 그것은 노년기 알츠하이머병의 강력한 예보인자의 하나가 체중감소—통상적으로 증상을 알 수 있게 되기 5~10년 전에 나타난다—이기 때문이다. (265쪽 "저체중을 조심하라"를 보라.)

그러나 노년에도 배불뚝이는 당신의 뇌에 위험할 수 있다. 60~101세 1,351명을 대상으로 한 미시건대학의 최근 연구는 그것을 다음과 같이 요약한다. 전체적으로 가장 비만인 사람들은 가장 야윈 사람들과 비교할 때, 인지쇠퇴와 치매를 겪을 가능성이 놀랍게도 절반이었다. 그러나 충격적인 예외는 살찐 복부를 가진 사람들이었다. 그들은 인지장애와 치매에 걸릴 가능성이 거의 2배였다. 이 연구가 주는 메시지는, 노년기에서조차 복부비만은 뇌 퇴행의 예보가 될 수 있는 반면, 노년기의 전체적인 보통 비만은 뇌에 영향이 없거나 보호작용을 할 수 있다는 것이다.

왜 그럴까? 가능성 있는 범인은 복강腹腔에 축적되는 내장지방이다. 그 같은 지방은 생물학적으로 활동적이어서 분비기관처럼 작용해, 인슐린저항성, 고혈당, 고혈압, 낮은 HDL 콜레스테롤, 염증, 제2형 당뇨병을 촉진한다. 복부지방이 유도하는 그런 대사성 조절장애에 평생 노출되는 것은 정신적 쇠퇴와 치매 위험 증가에 책임이 있다고 휘트머는 말한다. 당신의 허리둘레가 크면 클수록, 더 많은 내장지방을 갖게 되며, 당신의 위험은 더 악화된다.

생활의 기술: 복부지방을 통제하는 한 가지 방법은 체중감소이다.

내장지방이 제일 먼저 감소하는 것 같다. (주의: 노인들은 저체중이 되어서는 안 된다.) 트랜스지방과 액상과당을 피하라. 둘 다 복부지방을 촉진한다. 지금까지 내장·복부 지방을 예방하고 해소하는 최상의 방법은 운동이다. 내장지방이 서서히 증가하는 것—앉아서 생활하는 중년에게서 전형적으로 나타난다—을 중단시키기 위해 적당한 운동을 규칙적으로 하라. 듀크대학의 한 연구에서 일주일에 6회 30분씩 활보闊步하는 것은 중년의 내장지방 축적을 예방했다. 과다한 내장지방을 해소하기 위해, 더 활발하게 유산소운동을 할 필요가 있다. 적어도 일주일에 3회 한 시간씩. 그런 유산소운동을 통한 다이어트를 한 비만남성들은 복부지방이 3개월 만에 18%가 줄었다. 내장지방을 제거하기 위해 윗몸일으키기 같은 근력운동에 의지하지는 마라.

99

걸어라, 걸어라, 걸어라
매일 활보하면 뇌는 크게 활성화된다

당신이 뇌를 위해 할 수 있는 모든 육체운동들 중 가장 쉬운 것은 걷기이다. 연구자들은 걷기를 칭찬한다. 선도적 권위자이자 어바나-샴페인 소재 일리노이대학 신경과학자 아서 크레이머Arthur Kramer 박사에 따르면, 6개월간의 규칙적인 유산소 걷기는 회백질부를 증대시켜 더 큰 뇌를 만들 뿐 아니라, 기억력, 의사결정능력, 주의력을 놀랍게도 15~20% 향상시킨다.

그것이 앉아 지내는 생활을 하다가 유산소운동—대부분 일주일에 최소 3회, 한 시간 동안 러닝머신 활보闊步—을 한 60대~80대에 관한 자신의 고전적 연구에서 그가 발견한 것이다. 그러나 그 연구에서 단순히 스트레칭이나 근력운동을 한 사람들은 인지 혜택을 얻지 못했다.

가장 놀라운 것은 유산소 걷기를 한 사람들의 뇌 용적—특히 나이듦에 따라 쇠퇴하는 기억력, 학습·사고 능력에 관여하는 회백질의 중요 부위—이 *증가했음*을 보여주는 MRI 스캔이다. 따라서 유산소 걷기는 인지장애를 막을 뿐 아니라, 뇌 용적을 새로 추가함으로써 인지장애를 *역전시킬* 수 있었다. 더 큰 뇌는 더 나은 기억력과 인지기능으로 연결되는 것이 분명하다고 크레이머는 말한다. 실제로 단 6개월간의 유산소 걷기를 한 뒤, 그들의 뇌는 MRI 상에서 실제 나이보다 2~3년 더 젊어 보였다고 그는 말했다. 아마도 그것은 걷기가 만든 새 혈관구조, 새 신경세포, 새 신경세포 결합 때문에 뇌 회로가 더 잘 작동함을 의미하는 것 같다고 크레이머는 말한다.

그는 믿을 수 없는 뇌 성장과 향상된 인지기능을, 한때 주로 앉아서 생활했던 사람들이 *유산소운동을 하게 된* 덕분이라고 여긴다. 처음에 일부 사람들은 한 블록도 걸을 수 없었다. 하지만 3개월 뒤 그들은 유산소운동에 해당하는, 최대 심박수의 60~70%로 속도를 늘렸다. 그것은 시속 5.6㎞ 정도로 빠른 '유산소 걷기'를 의미했다. 유산소운동은 노화하는 뇌에서 회백질부와, BDNF(뇌유래 신경성장인자) 같은 신경성장인자를 촉진하는 것으로 알려졌기 때문에, 이것이 이상적일 것이다.

추가적으로, 캔자스대학 '알츠하이머병과 기억력 프로그램'의 신경학자 겸 운동 권위자 제프리 번스Jeffrey M. Burns 박사는, 일주일에 겨우 90분씩 천천히 걷기를 한 여성노인들도 상당한 인지 혜택을 얻었다고 지적한다. 천천히 걷는 것이 전혀 걷지 않는 것보다는 낫다고 번스는 말한다.

생활의 기술: 매일 30분씩 또는 일주일에 3회 한 시간씩 활보하라. 러닝머신이 편하면 그렇게 하라. 체육관에 가든지 집에 러닝머신을 구비하든지 하라. 활보는 유산소운동을 의미한다. 어떻게 유산소운동 상태를 만들 것인가에 관해, 전문가들은 몇 가지 조언을 한다. 가능한 한 빨리 걸으면서 계속 대화하라. 시속 4.8~6.4㎞로 걸어라. 심

혈관 운동—뇌 운동과 같은 말이다—을 위한 지역프로그램에 가입하라. 당신의 유산소운동에 필요한 걷기 속도와 지속시간을 결정하기 위해, 체육관, 운동강좌, 개인트레이너, 의사를 찾아가 조언을 구하라. 당신은 천천히 걷는 것에서 시작해 속도·거리를 점진적으로 늘려갈 수 있다는 점을 기억하라. 그리고 10분간 빠른 걷기를 한 뒤 속도를 줄이고 다시 10분간 속도를 빨리 하는 것도 좋다. 10분간 활보를 세 번 하는 것은, 한 번에 30분간 활보하는 것과 같은 가치를 얻을 수 있다.

시너지 효과를 얻기 위해 걷기와 다른 뇌 보호활동을 결합시켜라. 크레이머의 말로 표현하면, "좋은 친구와 책에 관해 대화하면서 활보하라." 그것은 알츠하이머병을 예방하는 세 가지 조치가 포함돼 있다. (122쪽 "운동을 즐겨라", 51쪽 "신체 균형감을 유지하라", 203쪽 "강한 근육을 만들라"를 보라.)

100

포도주를 마셔라, 가급적 적포도주를

포도주는 여러 가지 방법으로 기억력 상실을 막는다

포도주는 특별하다. 다른 알코올음료보다 노화하는 당신의 뇌를 보호할 가능성이 크다. 한때는 오직 프랑스와 이탈리아 연구자들만 그렇게 말했다. 그러나 지금은 스웨덴, 영국, 미국 그리고 많은 다른 연구자들이 포도주를, 특별히 적赤포도주를 지지한다. 일부에서 그것이 논란이 될지 몰라도, 칵테일파티에서 신경과학자들이 적포도주 잔 대신 마티니나 맥주, 백白포도주 잔을 드는 것은 이상한 일일 것 같다.

특별히 흥미로운 것은 여성 1,462명을 34년간 추적한 스웨덴의 최근 연구이다. 가장 획기적인 발견은 다른 알코올음료는 마시지 않고 오직 포도주만 마신 여성들은 치매 발병 가능성이 70%나 낮았다는 것이다. 맥주나 증류주를 마시는 것은 아무런 보호효과를 주지 못했다. 포도주는 알코올이 아닌, 뇌를 보호하는 다른 어떤 것을 함유하고 있는 것이 명백하다고 예테보리대학 연구자들은 결론 내렸다.

먼저 포도주, 특히 적포도주는 대단히 많은 항산화제를 가지고 있다. 그 중 한 가지는 레스베라트롤인데 강력한 항염抗炎작용을 한다.

또한 항산화제는 뇌세포 사망으로 귀결되는 산화적 손상과 싸운다. 최근 발견된 결정타가 있다. 특정 적포도주 항산화제들은 살아 있는 뇌세포 안으로 들어가, 알츠하이머병을 유발하는 베타아밀로이드 축적을 막을 수 있다. UCLA와 뉴욕 소재 마운트 싸이나이의대의 실험에 따르면, 그런 항산화제들은 뇌에 독이 되는 현존 노인성반 plaques 을 해독함으로써 늙은 동물들의 인지認知를 개선할 수 있다.

한 실험에서 연구자들은 알츠하이머병에 걸리기 쉬운 쥐들에게 두 종류의 적포도주—카베르네 소비뇽과 머스커딘—를 먹였다. 두 적포도주는 폴리페놀이라고 불리는 고농축, 자연발생 항산화제를 함유한다. 두 적포도주는 손상으로부터 뇌를 보호하고 뇌 손상을 역전시켰다. 단순히 하루 150cc짜리 한두 잔에 해당하는 양으로! 쥐들에게 순수 에타놀이나 물을 주었을 때, 뇌 또는 인지 퇴행을 중단시키지 못했다.

최근 실험에 따르면, 적포도주는 백포도주보다 15배의 폴리페놀 항산화제를 가지고 있다.

생활의 기술: 만약 당신이 이미 적절한 음주를 하고 있다면, 적포도주로 바꾸기를 원할 수 있다. 중요한 사실은 여성의 경우 적포도주 하루 150cc짜리 한 잔, 남성의 경우 두 잔이면 충분하다는 것이다. 더 많은 양은 당신에게 치매와 다른 질환 위험을 증대시킬 수 있다. 만약 당신이 포도주를 마시는 사람이 아니라면, 단지 당신의 뇌를 보호하겠다는 희망만 가지고 시작하지는 마라. 당신은 콩코드(보라색)포도주스나 블루베리주스를 다량 마심으로써 비슷한 항산화제를 얻을 수 있다. 그러나 그것들이 적포도주와 같은 혜택을 가져다주는가는 불확실하다.

종합 활용법
당신의 알츠하이머병 대비계획을 세워라

　　지금 뭘 해야 하나? 나이 듦에 따라 지능과 존재 전체를 파괴하려고 위협하는 힘에 맞서, 당신의 뇌를 더 강하게 만드는 많은 아이디어, 생각, 계획, 희망을 이 책이 줄 것으로 믿는다. 그리고 아직도 당신의 뇌에 계속 자극을 줄 수 있는 많은 모험들이 기다리고 있다.

　　알츠하이머병 연구계의 최고 의료인들은 대담하고 우수하다. 하지만 아직 신비의 영역을 벗어나지 못하고 있다. 그들은 항상 바뀌는 표지標識들, 충돌하는 이론들, 과격한 의견충돌, 깜깜한 골목으로의 여행에 놓여 있다. 그 속에서 그들은 그 병의 비밀을 풀고 중재·치료법을 현실화할 유전·대사代謝·약학적 열쇠를 발견하겠다는 꿈을 가지고 있다. 이 연구의 여행에서 우리가 정확히 어디에 있는가를 아는 것은 불가능하다.

　　노화성 기억력 상실, 치매, 알츠하이머병을 예방하고 지연시키며, 가능하다면 치료까지 하는 최선의 방법에 관해 과학자들이 동의에 이르기 전에, 베타아밀로이드와 타우단백질의 기본 속성, 유전학의 역할, 뇌세포의 놀라운 재생 잠재력에 관해 아직도 발견해야 할 것들이 많다는 것이 내 예감이다.

그것은 당신이 자신의 개인적 위험을 줄이는 행동을 연기해야 한다는 것을 의미하지 않는다. 당신이 하는 어떤 것도 기억력이 온전한, 치매 없는 기능 상태를 며칠, 몇 달, 몇 년간 더 늘려 준다. 그러나 무엇이 당신에게 최선인가를 정확히 말해줄 수 있는 사람은 없다. 모든 사람에게 다 들어맞는 행동계획은 없다. 아마 앞으로도 그럴 것이다.

어떻게 뇌가 가장 번성하는가에 유념하면서, 나와 마찬가지로 당신도 자신만의 행동계획을 세우고, 당신에게 가장 좋을 것 같은 뇌·인체 관리법을 수립해야 한다. 기억하라, 당신이 자동 조종操縱에서 탈피해 새로움과 지적 노력에 돌입할 때에만, 당신의 뇌세포는 활성화되고 성장이 촉진된다. 10조개나 되는 게으른 뇌세포를 고무시키는 것이 바로 그것이다.

인지기능을 보존하고 알츠하이머병 증상을 당신의 삶 밖으로 밀어내는 데에, 당신이 최대한의 영향력을 발휘할 수 있다고 전문가들이 믿는 삶의 네 가지 영역이 있다. 네 가지 영역을 위한 각각의 행동계획을 세워라. 그것이 좋은 생각이다. 그것을 시작하기에 인생에서 너무 이르지도, 너무 늦지도 않은 것 같다.

1. 당신의 뇌를 활성화하고 놀라게 하라

당신의 깨어 있는 뇌를 계속 초롱초롱하게, 생각하게, 공부하게 만들 필요가 있다는 것은 명백하다. 당신 뇌의 주의를 끄는 최선의 방법은 새로운 것을 생각하고 실천하는 것이다. 당신의 뇌가 관여했으면 하는 10가지 새로운 것의 목록을 작성하라. 그리고 그것을 시도하라. 여기 내 목록의 일부가 있다. 스페인어 공부. (이것은 매우 힘들 것이다. 고등학교 라틴어 문법을 제외하면, 나는 과거 어떤 언어 공부에서도 실패한 전력이 있다.) 평행 주차駐車. (나는 거리 지각을 잃을까 걱정한다.) 내 컴퓨터에서 내 사진을 스캔하고 정리하는 법 배우기. 성인용 초보자 연기학원 다니기. 매일 10~15분 요가명상 배우기.

  반드시 당신의 레저시간을 과도한 스트레스를 주지 않으면서 당신의 뇌를 자극하는 정신적 활동으로 채워라. 만약 당신이 TV를 지나치게 많이 본다면, 그것을 줄여라. 대신 카드놀이와 비디오게임을 하라, 강연을 들어라, 사적으로 또는 온라인으로 강의를 들어라. 그리고 항상 매력적인 그러나 지나치게 어려운 것 같지 않은 뭔가를 배워라. 당신이 지속적인 정신적 노력을 하면, 뇌는 활성화돼 새로 생성된 신경세포를 살아남게 하는 데 도움이 된다. 그렇지 않으면, 새 신경세포는 자극 결핍으로 죽게 된다. 그것이 왜 학습이 계속되어야 할 필요성이 있는가에 대한 이유이다. 당신의 뇌 운동이 더 많고 더 길수록, 일반적으로 당신의 뇌는 그것을 더 좋아한다. 어떤 형태든 새로운 정신적 모험 속으로 뛰어들어라. 상자 밖에서 생각하도록 노력하라.

  영감을 얻기 위해, 나는 UCLA 노화센터소장 개리 스몰Gary Small 박사가 쓴 <기억력 바이블The Memory Bible>과 <아이브레인 iBrain>을 강력히 추천한다. 스몰은 복잡한 뇌 스캔을 이용해, 자신의 책에서 설명한, 스트레스나 좌절 없이 뇌를 자극하는 기술과 정신 에어로빅을 고안했다. 특히 중요한 것은, 뇌는 새로운 것을 실천하거나 배우려고 노력할 때에 활성화된다는 것을 그가 발견했다는 것이다. 사람들이 처음으로 컴퓨터게임을 할 때, PET 스캔은 고도의 뇌 활동을 보여준다. 그러나 그들이 게임에 능숙해짐에 따라, 스캔은 게임을 하는 동안 최소한의 뇌 활동을 보인다. 따라서 당신은 정기적으로 뇌에 도전의식을 북돋우는 새로운 정신 에어로빅을 찾을 필요가 있다. "당신에게 적절한 난이도를 가진 활동이나 기술을 찾아라."라고 그는 조언한다. "만약 게임이 너무 쉬우면, 신경세포 연결을 자극하지 못해 당신은 지루함을 느낄 것이다. 너무 어려우면, 좌절감과 스트레스에 빠질 것이다."

주요 메시지는 이렇다. 노화하는 뇌세포를 노력하게 만들고 흥분시키는, 재미있는 새 방법을 찾는 것이 알츠하이머병 저항성을 기르는 핵심이다.

2. 육체활동의 올바른 형태와 양을 파악하라

당신의 뇌를 치매 증상과 병리현상으로부터 지키기 위해 육체활동의 힘을 의심하지 마라. 그에 관한 연구는 산더미 같다. 일반적으로 연구들은 보호작용이 가장 큰 것으로 적절한 유산소운동을 지지한다. 일부 연구들은 격렬한 운동이 항상 적절한 운동보다 더 좋은 것은 아니라는 점을 시사한다. 그리고 심지어 약간의 육체활동도 당신의 정신·기억력 상실을 막을 수 있다는 증거가 있다. 평생 운동을 좋아하는 사람은 당신에게 자극이 될 수 있다. 그러나 시기가 너무 늦어 몸을 움직임으로써 뇌의 이점을 얻지 못하는 법은 없다. 비록 처음에는 조금씩 하다가 나중에 운동량을 늘리더라도 마찬가지이다.

연구는 아직 보편적인 항알츠하이머 운동계획을 규정하지는 않았다. 정확히 어떤 형태의 운동을 얼마나 하면 충분한가에 관해 아직 상술詳述하지 않았다. 그리고 일부 연구는 상충한다. 캔자스대학의 알츠하이머병 연구자 제프리 번스Jeffrey M. Burns 박사는, 일반적으로 전문가들은 일주일에 5일, 하루 30분간—전체적으로 매주 2시간 30분간—의 적절한 유산소운동을 권장한다고 말한다. 만약 그것이 너무 많은 것 같으면, 당신이 할 수 있는 한도 내에서 많이 운동하라. "일주일에 5 일, 매일 15 분간 운동하라. 그리고 그것이 습관화하면 운동 시간을 더 늘려라."라고 번스는 말한다. 가장 중요한 것은 어떤 형태든 육체활동 습관을 들이는 것이라고 그는 강조한다. 만약 그것이 유산소운동이라면, 그만큼 더 좋다. 그러나 많은 전문가들은 이제 저低강도의 적절한 운동을 장시간 하면, 유산소운동을 고高강도로 짧게 하는 것만큼 이점이 있다고 단언한다. 당신이 '유산소 피트니스fitness'의 힘든 정점頂點을 거치지 않더라도 당신의 뇌는 불운하지 않다.

추가적으로 당신은 강한 근육을 위한 웨이트트레이닝, 균형감을 유지·향상시키는 운동, 그리고 유연성을 위한 스트레칭 운동을 포함시켜야만 한다. 이 모두는 치매 위험을 줄인다. 당신은 이 모든 것을 집에서 스스로, 운동 수업에서, 개인트레이너와 함께 할 수 있다. 내 육체활동 프로그램은 일주일에 3 회 한 시간씩 복식 테니스, 일주일에 2 회 한 시간씩 체육관 운동, 일주일에 한 번 요가, 중간에 걷기와 춤추기로 구성돼 있다.

운동계획 수립에 관한 매우 유용한, 많은 충고와 조언을 얻으려면, 미국 스포츠의학회 www.acsm.org 와 미국 피트니스·운동 담당 대통령자문위원회의 웹사이트 www.fitness.gov 를 방문하라. 대통령자문위원회 웹사이트는 당신에게 유산소 피트니스, 근력, 지구력, 유연성의 현 수준과 신체 조성組成을 파악하는 검사를 위해 정확한 지침을 제공한다. 또한 당신은 www.adultfitnesstest.org 에서 직접 검사를 이용할 수 있다.

3. 올바른 음식을 먹고 보충제를 복용하라

기억력 손상과 치매를 피할 가능성을 가장 높이는 식사는 매우 사려 깊은 선택을 의미한다. 여기에 기억력 손상과 알츠하이머병 예방에 도움이 될 수 있는 15 가지 식사법을 제안한다.

◉ 만약 당신에게 지중해식 식사에 관한 요리책이 없다면, 그것을 사서 실천하라.

◉ 엑스트라-버진 올리브유와 식초를 기본 식료품으로 사용하라.

◉ 일주일에 두 번 이상 연어, 참치, 정어리처럼 지방이 풍부한 생선을 먹어라.

◉ 베이컨과 핫도그를 포함해 붉은 육류를 먹지 마라. 혹은 한 달에 한 번만 먹어라. 쇠고기버거를 칠면조나 야채버거로 대체하라.

◉ 매일 아침 주스 한 잔을 마셔라. 당신에게 적당한 양의 커피와 진짜 차를 마셔라. 만약 알코올을 마신다면 하루 한 잔의 포도주를 마셔라. 가급적 적포도주를 음식과 함께 마셔라. 또한 하루 한두 컵의 진갈색 초콜릿—플라바놀이 풍부하면서 지방·당분이 적다—을 마시는 것도 당신에게 좋다.

◉ 매일 베리류 한 컵을 먹어라. 모든 종류, 특히 블루베리, 딸기, 라스베리를 포함하도록 다양화하라.

◉ 녹색이나 오렌지색 또는 밝은 색깔의 야채를 먹어라. 녹색 샐러드를 먹어라. (사과 같은) 과일 조각이나 신선한 과일 반 컵을 매일 먹어라.

◉ 매주 2~3 개의 달걀 노른자를 먹어라.

◉ 매일 견과류 한 움큼을 먹어라.

◉ 통밀가루빵, 현미, 귀리가루, 다른 통곡 씨리얼, 통곡 파스타와 팝콘을 포함해, 거의 언제나 도정搗精하지 않은 통곡류를 먹어라.

◉ 가공처리한 식품, 특히 칩, 프레첼, 크래커 같은 과자를 줄여라.

◉ 혈당강하降下에 도움이 되도록 당糖지수가 낮은 식품을 먹어라. 식품의 당지수는 www.glycemicindex.com 에서 확인하라.

◉ 포화지방, 트랜스지방, 소금, 탄수화물, 첨가 당분을 줄여라. 식품의 라벨을 주의 깊게 읽어라. 저低지방, 무無지방 유제품을 이용하라. 그리고(또는) 아몬드, 간장, 우유죽으로 대체하라.

◉ 탄산음료(보통 그리고 다이어트용)를 한 달에 두 번으로 제한하든지 전혀 마시지 마라.

◉ 고도로 가공처리된 식품보다 통곡 식품에 열광하라. 소스나 시럽이 없는 냉동 과일과 야채면 좋다. 영양소와 항산화제가 풍부하다.

어떤 보충제를 복용할 것인가 결정하는 것은 개인적 선택이다. 그 효과는 당신의 현재 영양상태, 생활방식, 치매에 대한 유전적 취약성을 포함해, 알려지지 않은 많은 것들에 달려 있다.

여기에 당신이 무엇을 우선순위로 해야 하는가에 관한 내 의견이 있다.

◉ 최소한으로, '하루에 한 번 복합비타민'을 복용하라. 가급적 고용량의 항산화제를 포함한 복합비타민을 복용하라.

◉ 비타민 B(특히 B_{12} 와 엽산)와 비타민 D 가 확실히 결핍되지 않게 하라. 만약 의심스러우면, 의사에게 결핍을 찾는 간단한 혈액검사를 요청하라.

◉ 노화하는 뇌에 매우 중요한 오메가-3 를 충분히 섭취하는 사람들은 매우 적기 때문에, 당신이 지방 성분이 많은 생선을 먹든 먹지 않든, 생선유보충제를 복용하라.

그런 다음에, 떠오르는 증거와 당신의 개인적 필요에 관한 인식에 따라, 당신은 원하는 것을 무엇이든 추가할 수 있다. 여기에 내가 일반적으로 매일 섭취하는 것들이 있다. 철분 없는 고高항산화제-복합비타민-무기물 보충제, 그리고 전체적으로 B₁₂ 1,000mcg, 엽산 800mcg, 비타민 D 2,000~5,000IU, 알파리포산 200mg, 아세틸엘카르니틴 500mg, DHA 생선유 400mg 을 충족하기 위해 필요한 모든 것. 새 연구가 과학적으로 입증된, 인지認知를 보존하고 알츠하이머병을 예방하는 공식公式 또는 음료수의 개발로 충분히 이어질 수 있을 것이다. 일부는 개발·시험되고 있다.

4. 당신 자신을 보살펴라

실제로 당신이 자신과 다른 사람들에 대해 느끼고 행동하는 방식뿐 아니라, 당신이 하는 모든 것은 노화성 기억력 상실과 알츠하이머병 증상에 대한 당신의 취약성에 영향을 미친다. 확실히 사회적 접촉이나 지원 없는, 혼자이고 고립됐다는 느낌은 위험인자이다. 그것은 우울하고, 스트레스 받고, 괴롭게 되는 것이다. 태평스럽고 낙관적이 되는 것, 많은 친구와 가족을 갖는 것, 사교활동과 공동체활동 참여는 인지퇴행에 대한 저항성을 높인다. 당신이 육체적, 정신적으로 활동적이 되기 위해 노력하듯이, 반드시 사회적으로도 활동적이어야 한다. 그것은 노력을 필요로 할지 모른다. 그러나 뇌는 사교를 좋아하며, 인간적 상호작용은 뇌가 번성하도록 격려한다는 것을 명심하라.

당신의 뇌는 몸의 나머지 부분과 격리된 상태에서는 행복하지 않다. 뇌의 웰빙은 눈, 치아, 갑상선, 면역계를 포함한 모든 것과 밀접하게 연관돼 있다. 특히 당신의 심혈관계와 각별히 밀접하게 연관돼 있다. 만약 당신 몸의 한 부분이 고장 나면, 뇌도 따라서 고장 나기 쉽다. 눈과 치아의 통상적인 검사를 무시하지 마라. 그리고 당신의 혈압, 혈당, 콜레스테롤, 그리고 체중에 신경을 써라. 노년뿐 아니라 중년에 그런 문제점을 고치면, 당신의 기억력 저하와 치매 가능성은 극적으로 줄어들 수 있다. 요약하면, 육체적, 정신적 건강을 관리하는 것이 당신 뇌를 평생 보호하는 데 도움이 된다.

그것은 아직도 부분적으로 유전적 행운의 문제인가? 확실히 그렇다. 그리고 '올바른' 모든 것을 다 해도 당신이 알츠하이머병의 비극을 피하리라는 보장은 없다. 그것이 그 병과 함께 하는 개인·가족의 고통을 개선하려는 노력뿐 아니라, 효율적인 치료법 모색을 반드시 지원해야 하는 이유이다.

그러나 놀라운 사실은, 우리들 중 많은 사람들이 인지쇠퇴와 치매의 심각한 증상을 사후死後로 연기할 수 있을 것이라는 점이다. 그것은 떠오르는 혁명적 아이디어―당신이 이 책에서 제시된 100 가지 기술을 실천함으로써 그 병의 최악의 상태를 피할 수 있을 것이라는 생각―를 지지하는, 점증하는 많은 알츠하이머병 연구자들의 충고를 따름으로써 가능하다. 아마도 그것들 중 일부만 실천해도 당신은 많은 변화를 겪게 될 것이다. 연구자들이 예고하는 대로, 단 5 년만이라도 알츠하이머병 시작을 늦추면, 적어도 우리들 중 절반은 이 파괴적인 질병의 발병을 막을 수 있을 것이다.

저자 후기

    이 책을 쓰면서 나는 온라인 펍메드 PubMed—미국 국립보건원이 운영하는, 과학저널 논문에 관한 세계 최대 개요서 사이트—에서 의학문헌을 광범위하게 검색했다. 또 개별 의학저널, 학문적 연구센터, 정부기관, 의학전문가협회, 주요 신문, 잡지의 웹사이트들 그리고 뇌, 신경과학, 노인병의학, 알츠하이머병으로 특화된 블로그들을 검색했다. 나는 알츠하이머병의 시작·진행·진단·역학에 관한, 그 병의 병리현상과 증상을 지연·중단·역전시키는 희망적 중재술에 관한 과학적 최신 연구와 관련해 온라인회의와 비디오회의에도 참석했다.

    나는 전화와 이메일로 수많은 핵심 연구자들과 그들의 발견에 관해 인터뷰했다. 또 알츠하이머병과 관련된 주제들에 관한 많은 책들을 참조했다.

    내가 알츠하이머병 예방에 관한 자료를 수집한 10여 년에 걸쳐, 정보·조언을 얻기 위해 읽고 의존한 연구들은 수천에 이른다. 그것들 중 조그만 일부분이라도 열거하면 이 책의 목적과 내용이 혼란스러워질 수 있다.

    이 책의 정보를 뒷받침하는 주요 과학적 참고문헌에 관심 있는 독자들을 위해, 나는 200개가 넘는, 펍메드에서 볼 수 있는 의학저널 논문을 내 웹사이트 www.jeancarper.com 에 올려놓았다. 당신은 이

참고문헌을 이용해 www.pubmed.com 에 들어감으로써, 초록과 논문을 찾아볼 수 있다. 모든 초록은 결론을 요약해 놓았는데, 일부 완전논문처럼 무료이다. 다른 완전논문들은 다운로드 비용이 든다.

100 살 건강한 뇌의 비결

뇌 의사들의 100 가지 두뇌 건강법

초판 1 쇄 인쇄   2011 년 9 월 23 일
초판 1 쇄 발행   2011 년 9 월 30 일

지은이   진 카퍼
옮긴이   김선희

발행인   김창기
편집·교정   하현성
디자인   백정필

펴낸 곳   행복포럼
신고번호   제 25100-2007-25 호
주소   서울 광진구 구의 3 동 199-23 현대 13 차 폴라트리움 215 호
전화   02-2201-2350
팩스   02-2201-2326
이메일   somt2401@naver.com

인쇄   평화당인쇄(주)

ISBN   978-89-959949-6-2   03510